내 아이에게 대물림되는
엄마의 독성

KEI SEDAI DOKUSEI
by INAZU Norihisa
Copyright ⓒ 2008 INAZU Norihisa
All rights reserved.
Originally published in Japan by SHUWA SYSTEM CO, LTD., Tokyo.
Korean translation rights arranged with SHUWA SYSTEM CO, LTD., Tokyo, Japan
through THE SAKAI AGENCY and YU RI JANG LITERARY AGENCY.

이 책의 한국어판 저작권은 유.리.장 에이전시를 통한 저작권자와의 독점 계약으로 전나무숲에 있습니다.
저작권법에 의해 한국 내에서 보호를 받는 저작물이므로 무단 전재와 무단 복제를 금합니다.

내 아이에게 대물림되는

엄마의 독성

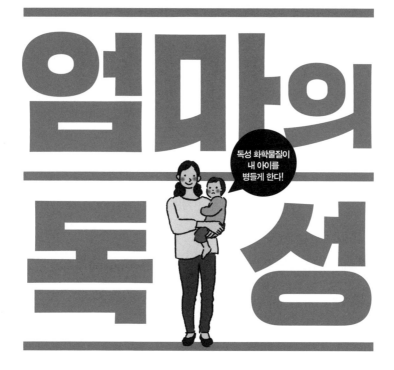

독성 화학물질이
내 아이를
병들게 한다!

이나즈 노리히사 지음 | 윤혜림 옮김

전나무숲

편리함 속에 숨겨진 인공 화학물질의 실체

우리는 플라스틱, 의약품, 농약, 화장품, 합성세제, 건축자재, 액세서리 등 무수히 많은 화학제품 속에서 살고 있다. 화학물질로 만들어진 화학제품들이 우리의 의식주를 이룬 지 오래이며, 이제는 일상생활에 없어서는 안 될 필수품이 되었다. 그만큼 화학제품의 장점은 대단하다. 가장 편리한 점은 가볍고 깨지지 않으며, 녹슬지 않는다는 것이다. 또한 외관상 아름답고 취급하기가 쉬우며, 폐기가 수월하다. 이렇듯 화학제품은 편리성을 앞세워 그 수와 종류가 나날이 늘어만 가고 있다.

인간을 비롯해 자연계에 존재하는 동식물에도 화학물질은 존재한다. 포도당, 아미노산, 지방산, 탄수화물, 단백질, 지질, 핵산과 같은 화학물질은 인간의 신체를 구성한다. 세균이 만들어내는 엔테로톡신

(enterotoxin, 화농성 포도상 구균 따위의 세균이 장이나 식품 속에서 번식하여 만드는 독소)나 곰팡이가 만들어내는 페니실린도 화학물질에 속한다.

인체에 미치는 화학물질의 유해성은 그 화학물질이 몸속에 어느 정도의 용량(농도)으로 존재하는지에 달려 있다. 예를 들어 콜레스테롤은 체내에 적당한 농도로 존재하면 스테로이드 호르몬의 원료로 매우 유익한 역할을 하지만, 그 농도가 일정 수준을 넘어서면 고지혈증을 일으켜 유해한 작용을 하는 화학물질로 바뀐다.

흔히 환경호르몬이라고 부르는 내분비계 장애물질은 그것에 노출된 사람뿐만 아니라 그 2세나 3세에게까지 유해한 영향을 미치기 때문에 '세대 전달 독성'이라는 현상을 초래한다. 석면을 흡입하면 발생하는 중피종(中皮腫, 중피에 발생한 종양)이나 폐암은 석면에 노출된 지 수십 년이 지나야 나타난다. 이는 상당한 시간이 지나야 독성이 모습을 드러내는 석면의 특성 때문이다.

화학물질의 독성은 노출 시기에 따라 다르게 나타난다. 진정·최면 작용을 하는 탈리도마이드(thalidomide)는 임신 초기에 입덧으로 인한 불쾌한 증상을 치료하는 데 사용됐다. 입덧이 일어나는 시기는 태아의 여러 장기가 형성되는 기관 형성기에 해당한다. 그런 중요한 시기에 화학물질이 들어 있는 약을 복용한 결과 심각한 부작용이 초래된다. 태아기에 작용하여 태아의 장기 형성에 영향을 미쳐 선천적인 기형을 유발하는 화학물질에는 탈리도마이드 같은 합성 화학물질뿐만 아니라 천연 화학물질도 있다. 식물 알칼로이드인 사이클로파민(cyclopamine)은 동물 실험 결과 양에게 기형을 유발한다고 알려져 있다.

지구상에는 수많은 화학물질이 존재한다. 화학물질은 이미 우리의 생활 속에 깊숙이 침투해 있기 때문에 더불어 살 수밖에 없다. 더 심각한 문제는 인체에 무해하다고 알려진 화학물질이 흡수 경로(입이나 기도 또는 피부를 통한 흡수)나 흡수량, 노출 시기, 건강 상태, 기후 등에 따라 심각한 해를 끼칠 수 있다는 사실이다.

이 책은 편리함 속에 감추어진 화학물질의 무시무시한 실상을 보여줄 것이다. 환경을 되살리고 나와 나의 다음 세대의 건강과 미래를 지키는 데 많은 도움이 되기를 바란다.

_ 이나즈 노리히사

PART 1 눈에 보이지 않는 화학물질의 치명적 독성
집, 학교, 야외 … 그 어느 곳도 안전하지 않은 오염된 환경

PART 2

엄마의 몸에서 태아의 몸으로 전달되는 독성

태반을 통해 주입되는 발암, 독성물질들의 공포

PART 3 발육장애를 일으키는 식품 속 화학물질

화학조미료, 가공식품, 첨가물, 기름이 우리 몸에 남기는 독성

PART 4

복합오염을 일으키는
생활용품 속 화학물질

피부로 파고드는 화장품, 합성세제, 계면활성제의 독성

PART 5 기형을 유발하는 의약품 속 화학물질

해열진통제, 항생제, 아토피약이 아이의 몸을 병들게 한다

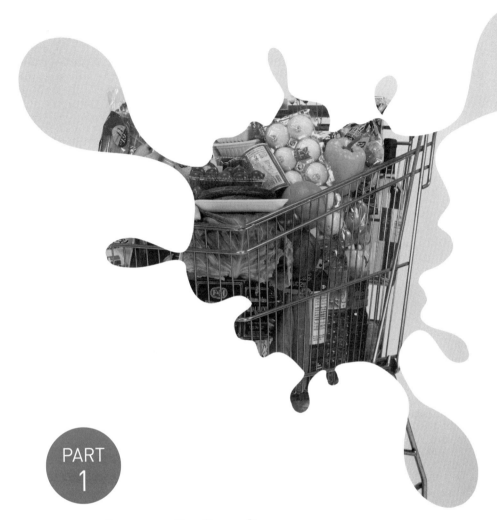

눈에 보이지 않는
화학물질의 치명적 독성

집, 학교, 야외 … 그 어느 곳도 안전하지 않은 오염된 환경

1-1
화학물질을
문제 삼는 이유

화학물질이 무엇인지 묻는다면 과연 어떤 대답들이 나올까? 플라스틱을 연상하는 사람도 있을 것이고 시험관 속에서 부글거리는 약품을 떠올리는 사람도 있을 것이다. 또는 독약이나 농약을 연상하는 사람도 있을 것이다. 잠시 머뭇거리다가 합성세제와 같이 석유에서 추출해 만든 물질이 화학물질이라며 좀 더 구체적인 대답을 하는 이도 있을 것이다. 모두 정답이다. 그러나 완벽에 가까운 정답으로 간주하기에는 조금 부족하다.

이 책에서 말하는 내용들은 더 넓은 범위의 화학물질을 대상으로 한다. 인간을 비롯한 동식물과 미생물, 건축물, 의류, 식품, 화장품 같은 생활용품 등은 거의 모두 화학물질로 이루어져 있다. 인체의 구성 요소인 단백질 역시 화학물질이다. 한 예로 우리가 식사로 섭취하는 영양소도 화학물질이다.

그렇다면 우리는 왜 이처럼 친근한 화학물질을 문제로 삼아야 하는 것일까? 현대인의 삶은 자연과 공존하는 형태에서 크게 벗어난 지 오래다. 오늘날의 사람들은 자연이 만든 물질 대신 인공적으로 만든 화학물질에 의존하며 살고 있다. 그 결과 과거와는 비교할 수도 없을 만큼 엄청난 수와 종류의 화학물질로 둘러싸이게 된 것이다.

탄소(C), 수소(H), 산소(O), 질소(N), 황(S), 인(P)과 같은 원소로 이루어진 핵산, 단백질, 탄수화물 등의 화학물질은 인간을 비롯한 모든 생물의 생명 유지에 관여한다. 그중 핵산은 유전자 정보를 전달하는 DNA와 RNA를 구성한다.

핵산의 유전자 정보는 신체의 각 부분에 따라 어떤 단백질이 필요한

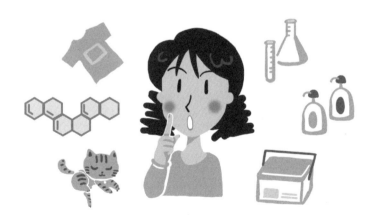

생명은 핵산이라는 화학물질에서 시작해 단백질이라는 화학물질에 의해 성립된다.

지를 자세히 알려준다. 이 정보를 따라 단백질이 합성되어 근육과 장기, 피를 만든다. 이는 지구상에 존재하는 생물에게 공통적으로 일어나는 현상이다. 단백질은 생존에 필요한 모든 기능을 조절하는 화학물질이다. 생명은 핵산이라는 화학물질에서 시작해 단백질이라는 화학물질에 의해 성립된다.

생명 활동은 탄수화물이나 지방과 같은 에너지원이 되는 화학물질과 산소, 수분에 의해 유지된다. 이 모든 것이 화학물질이다. 우리는 영양소로 화학물질을 신체에 공급하고, 몸속에서 화학물질을 생성하며, 몸 밖으로 화학물질을 배출한다. 즉 인간은 화학물질로 이루어진 생물인 것이다.

1-2
산업혁명과 함께 시작된 환경오염

지구의 환경을 이루는 공기, 물, 태양광선, 토양 등은 모두 자연이 만들어낸 화학물질들이다. 자연과 생물은 서로 동조하거나 반발하면서 균형을 유지한다. 생물 사이에서는 먹이사슬을 통해 제각기 안정된 종(種)의 생존 개체 수를 유지한다.

유독 인간만이 자연에 대한 도전과 정복을 멈추려고 하지 않는다. 자연을 인공화하려는 무모한 시도는 18세기 후반에 시작된 **산업혁명**이라는 역사적 사건으로 구체화되었다.

산업혁명의 주 무대였던 유럽에서는 풍부한 삼림자원 덕에 많은 양의 목재를 연료로 쓰거나 가옥 또는 선박을 짓는 데 이용했다. 그러다가 13~15세기에 한랭화가 진행되면서 난방 연료로 쓸 목재가 부족해졌다. 여기에 인구가 증가함에 따라 농지를 확대하느라 곳곳에서 목재를 벌채하여 삼림을 파괴했다. 목재의 부족 현상이 심각한 지경에 이르자 이번에는 제철업마저 침체 국면에 빠졌다. 목재를 대체할 다른 열원이 필요했고, 이때 등장한 것이 **석탄**이다.

제임스 와트가 발명한 증기기관은 목재 대신 석탄을 연료로 사용했다. 이것이 기관차, 기선, 제철산업에 일대 변혁을 일으켰다. 증기기관은 인력, 수력, 풍력과 같은 자연 동력보다 훨씬 더 강력한 동력원이었다. 드디어 산업혁명이 시작되었다.

그러나 석탄을 연료로 사용하면서 매연이나 이산화유황 등의 오염물질이 배출되었고 산업혁명의 발상지인 유럽은 곧 대기가 오염된 도시로 변했다. 석탄을 대량으로 연소할 때 배출되는 콜타르(coal-tar)라는 유해 물질은 하천과 바다로 흘러들어 수질오염을 일으켰다.

19세기 후반에는 이 쓸모없고 유해한 콜타르에서 생활용품에 이용할 수 있는 유용한 성분을 분리하는 기술이 개발됐다. 콜타르의 성분인 유기화학물질을 합성해 염료 공업에도 이용했다. 천연염료 성분인 인디고나 꼭두서니 색소(알리자린) 대신 지금은 거의 합성염료를 사용하고 있다. 화학물질을 인공적으로 합성하는 기술은 염료에 멈추지 않고 1880년대에는 살리실산, 아스피린, 코카인 등의 합성화학 의약품에까지 이르게 되었다. 다이너마이트의 원료인 니트로글리세린(nitroglycerine)도 이 시대에 만들어진 합성화학물질이다.

이후 인공적인 화학물질인 **합성화학물질**을 개발하는 기술은 발전에 발전을 거듭했다. 그러나 새로운 화학물질이 만들어질수록 그만큼 부생성물이나 폐기물도 늘어난다. 그것이 환경을 오염하고 생태계를 파괴하는 예상치 못한 사태를 초래하여 인류와 야생동물에게까지 해악을 끼친다.

1-3
편리함이 가져다준
예상치 못한 결과

20세기에 접어들자 과학기술은 더욱 급속히 발전했다. 특히 석유화학공업 분야의 발전이 두드러졌다. 산업혁명에서 한 단계 더 올라서게 된 가장 큰 계기는 석탄 대신 **석유**를 동력원으로 이용한 것이다. 석탄에서 석유로의 전환은 인류에게 공업화를 안겨주었다.

부족한 천연자원을 대체할 물질을 석유에서 화학적으로 합성하는 기술을 이용해 얻어냈다. 석유화학물질의 합성은 **카바이드**(carbide)라고 불리는 탄화물(炭化物)에 물을 반응시키는 기술의 개발로 시작되었다. 이 기술 덕분에 천연가스나 석유에서 알코올이나 용제, 염화비닐, 수지(플라스틱이나 합성고무의 원료) 등을 합성할 수 있게 되었다.

그 후 합성수지, 합성섬유, 합성고무, 합성세제, 화장품, 도료, 용제,

표 1 ::: 합성화학물질의 변천

1920년	폐가스에서 이소프로필알코올(아이소프로판올)을 분리하는 기술을 통해 용제나 수지의 원료인 아세톤을 합성했다.
1926년	천연가스로부터 알코올의 일종인 메탄올을 합성했다.
1934년	석유를 원료로 세제(합성세제)를 제조했다. 분자량이 큰 고분자 화합물을 합성하는 기술을 개발해 인공 고분자 화합물인 수지를 제조했다.

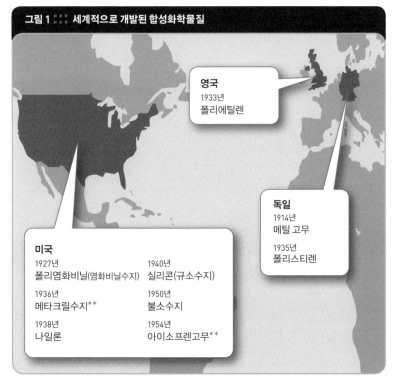

그림 1 ::: 세계적으로 개발된 합성화학물질

영국
1933년
폴리에틸렌

독일
1914년
메틸 고무

1935년
폴리스티렌

미국
1927년
폴리염화비닐(염화비닐수지)

1936년
메타크릴수지**

1938년
나일론

1940년
실리콘(규소수지)

1950년
불소수지

1954년
아이소프렌고무**

** **메타크릴수지** 열가소성 합성수지(플라스틱)의 한 종류
** **아이소프렌고무** 물리적 성질이 천연고무와 거의 같은 합성고무

접착제, 비료, 농약, 의약품, 건축자재, 식품첨가물 등의 석유화학물질이 만들어졌다. 석유는 기계를 효율적으로 움직이게 하고 부족한 천연 자원을 대체하는 매우 유용한 자원이 되었다. 석유가 없었다면 오늘날의 자동차도 비행기도 플라스틱도 없었을 것이다.

화학물질을 합성하는 기술은 인간에게 편리하고 쾌적한 생활을 선물했지만 예상치 못한 심각한 문제들도 함께 안겨주었다.

1-4
병을 일으키는
생활환경의 조성

석유를 원료로 하여 만드는 화학제품은 잘 부서지거나 깨지지 않고 가벼운 데다 저렴하기까지 하다. 게다가 쉽게 오염되지 않으며 내구성이 높다는 장점이 있다. 뿐만 아니라 천연원료로 만든 것보다 훨씬 더 취급하기가 쉽다.

석유를 이용해 화학물질을 합성하는 기술은 응용성이 풍부하기 때문에 한 가지 화학물질을 합성하는 데 성공하면 새로운 화학물질들이 연이어 개발된다. 분자구조를 조금만 바꾸어도 본래의 화학물질보다 더 기능이 뛰어난 화학물질을 만들 수 있기 때문이다. 점점 강한 접착제가 개발됐고, 어떤 오염도 세탁할 수 있는 합성세제가 만들어져 왔다.

석유의 장점은 대량생산과 대량소비에는 최적이다. 여기에 교통수단

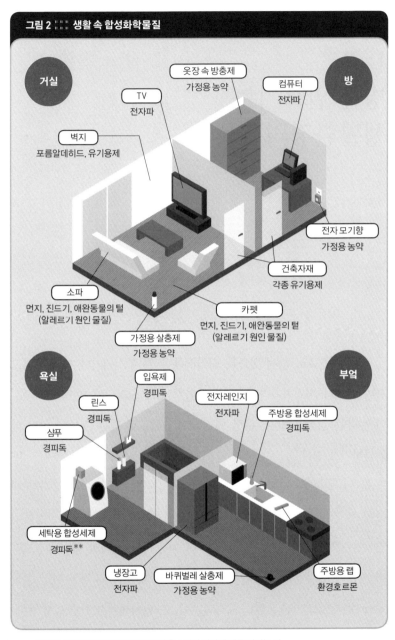

그림 2 ┊┊┊ 생활 속 합성화학물질

거실

옷장 속 방충제
가정용 농약

방

컴퓨터
전자파

TV
전자파

벽지
포름알데히드, 유기용제

전자 모기향
가정용 농약

건축자재
각종 유기용제

소파
먼지, 진드기, 애완동물의 털
(알레르기 원인 물질)

카펫
먼지, 진드기, 애완동물의 털
(알레르기 원인 물질)

가정용 살충제
가정용 농약

욕실

입욕제
경피독

부엌

린스
경피독

전자레인지
전자파

주방용 합성세제
경피독

샴푸
경피독

세탁용 합성세제
경피독**

냉장고
전자파

바퀴벌레 살충제
가정용 농약

주방용 랩
환경호르몬

** **경피독** 유해화학물질이 피부를 통해 흡수되어 건강에 해를 끼치는 것

과 통신수단의 발달이 상승효과를 내면서 석유를 이용한 기술 개발에 박차를 가했다.

석유 덕분에 우리의 생활이 편리하고 쾌적해진 것은 부정할 수 없다. 이는 고작 100년도 채 안 되는 기간에 일어난 석유화학 분야의 비약적인 발전에서 비롯되었다.

그러나 1960년대 이후 석유에서 만들어진 화학물질들은 우리의 건강을 위험으로 몰아넣기 시작했다. 합성화학물질이 증가함에 따라 그와 동시에 **알레르기질환자**가 급격히 늘어났다. 또 암이나 심장병과 같은 **생활습관병**이 만연하게 되었다. 이는 건강에 민감한 현대인에게 화학물질이 초래한 위기 상황을 잘 반영해준다.

1-5
아이에게 대물림되는
세대 전달 독성

　지금까지 만들어진 합성화학물질은 그 종류만도 1000만 가지에 이른다고 한다. 그러나 합성화학물질은 본래 지구상에는 없던 물질이다. 편리하고 쾌적한 생활을 위해 개발했지만 문제는 부작용이 발생하고 있다는 점이다. 환경을 파괴하고 인간을 비롯한 생물에게 악영향을 끼치기 시작한 것이다. 이러한 합성화학물질의 유해 작용에 주목하기 시작한 것은 20세기 후반부터다.

　1960년대에는 중대한 **환경오염 사건**이 세계 곳곳에서 일어났다. 유해 화학물질을 함유한 제품이나 산업폐기물 때문에 수많은 사람들이 심각한 질병에 시달려야 했다. 문제가 되었던 화학물질들은 제조와 판매가 중지됐지만 그 영향은 지금도 계속되고 있다.

유해한 작용을 하거나 독성이 있는 화학물질 중에는 어느 정도의 시간이 지나야 서서히 제 모습을 드러내는 것이 적지 않다. 몸속에 일정량이 축적돼야 유해성을 나타내는 것도 있다. 더욱이 석유에서 만들어진 화학물질은 축적되더라도 본래의 성질을 그대로 유지하는 특징이 있다.

무엇보다 우려스러운 점은 엄마 몸속에 쌓인 화학물질의 독성이 아이에게로 대물림되는 현상이다. 필자는 이것을 **세대 전달 독성**(세대를 잇는 독성)이라고 부른다. 우리는 주변에서 부모보다 더 심한 알레르기 증상을 겪는 아이들을 흔히 볼 수 있다. 알레르기를 일으키는 요인인 세대 전달 독성이 이미 태내에서 아이에게 전해졌기 때문이다.

19세기 초에 약 9억 명이던 세계 인구는 2000년에 62억 명에 이르렀고, 2050년에는 100억 명을 넘을 것으로 예상된다. 인구의 증가에 맞추어 안정된 식량 공급과 저렴하고 편리한 생활용품이 필요했던 것은

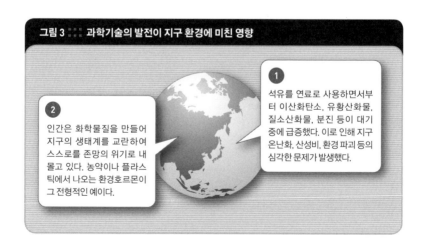

그림 3 ::: 과학기술의 발전이 지구 환경에 미친 영향

❶ 석유를 연료로 사용하면서부터 이산화탄소, 유황산화물, 질소산화물, 분진 등이 대기 중에 급증했다. 이로 인해 지구 온난화, 산성비, 환경 파괴 등의 심각한 문제가 발생했다.

❷ 인간은 화학물질을 만들어 지구의 생태계를 교란하여 스스로를 존망의 위기로 내몰고 있다. 농약이나 플라스틱에서 나오는 환경호르몬이 그 전형적인 예이다.

어쩔 수 없는 일이다. 그러나 화학물질이 범람하는 현상을 그대로 두어서도 안 된다. 인간의 건강과 환경에 미치는 폐해가 걷잡을 수 없을 정도로 커지기 때문이다.

화학물질 때문에 일어난 질병을 고치려면 화학물질로 만든 의약품에 의존해야 하는 것 또한 현실이다. 그러나 이러한 악순환의 고리를 조금이라도 일찍 끊지 않는다면 조만간 인류의 존속마저 위협받게 될 것이다.

1-6
독성시험으로도
파악되지 않는 위험성

    화학물질이 하는 유해 작용을 **독성**이라고 한다. '독약'이나 '독물'의 '독'과 같은 의미이지만, '독약'은 주로 생물에 해를 끼치거나 죽일 목적으로 사용하는 약제를 말한다. 그러한 의미에서 농약은 엄연한 독약이다.

    한편 '독물'은 동식물이 스스로를 지키거나 다른 동식물을 공격하기 위해 지닌 독성을 가진 화학물질을 말한다. 복어의 독이나 투구꽃의 독은 때로 사람의 목숨도 앗아가는 독물이다.

    화학물질에 독성이 어느 정도 있는지를 조사하는 것은 그 화학물질의 안전성을 증명하는 것이기도 하다. 새로운 의약품을 발매할 때도 의약품의 안전성을 알려면 그 의약품의 독성을 검사해야 한다.

화학물질은 흡수 경로가 다양하기 때문에 독성이 미치는 영향도 여러 양상으로 나타난다. 독성을 조사할 때는 화학물질의 특성에 따라 몇 가지 다른 종류의 시험법을 이용한다(표 2 참조). 독성시험은 과거에는 동물실험에 의존했지만 현재는 플레이트에서 배양한 세포를 이용하거나 컴퓨터로 독성(안전성)을 예측하는 방법을 사용한다. 화학물질의 독성은 시험법에 따라 단위를 정한다. 그 단위로 나타낸 수치를 보고 독성이나 안전성을 확인할 수 있다.

그러나 이러한 독성시험으로 알 수 있는 것은 일반적으로 단기간 내에 독성이 발생하는 **급성 독성**과 장기간에 걸쳐 독성이 발생하는 **만성 독성**뿐이다. 화학물질이 생물에 나타내는 독성의 양상은 그뿐

표 2 ::: 주요 독성(안전성) 시험 항목

항 목	내 용
일반 독성시험	단회 투여 독성(급성 독성) 　- 경구, 경피, 흡입, 안점막 반복 투여 독성(아급성 독성, 만성 독성) 　- 경구, 경피, 흡입, 안점막
특수 독성시험	발암성 생식 시험 최기형성** 변이원성** 신경독성 면역독성(알레르기성) 흡수 · 분포 · 대사 · 배설
환경 독성시험	환경 생물에 대한 독성

** **최기형성** 태아기에 작용하여 장기 형성에 영향을 미쳐 기형이 되게 하는 성질
** **변이원성** 돌연변이를 유발하는 물리적 · 화학적 성질

만이 아니다. 환경호르몬같이 극미량만으로도 인체의 호르몬 작용을 교란하는 것이 있는가 하면, 석면같이 긴 잠복기를 거친 후 독성이 나타나는 것도 있다. 또 방사선 물질처럼 염색체 자체에 영향을 미치는 것도 있다. **세대 전달 독성** 역시 독성시험만으로는 알 수가 없다. 화학물질의 독성시험 결과가 그 물질의 안전성을 100% 입증하는 것은 아니라는 뜻이다.

표 3 ::: 주요 화학물질의 LD50

화학물질명	LD50(mg/kg)
TCDD(다이옥신의 일종)	0.022 (쥐) p.o. 0.045 (쥐) p.o.
테트로도톡신	0.01 (쥐) i.p.
니코틴	0.3 (쥐) i.v. 9.5 (쥐) i.p. 230.0 (쥐) p.o.
시안화칼륨	320.0 (쥐) i.p.
DDT	113.0 (쥐) p.o. 118.0 (쥐) p.o.
에탄올	10,000.0 (쥐) p.o.

(머크 인덱스The Merck Index 13판에서 인용)

독성시험과 독성치

현재 시행하는 독성시험에서 평가하는 수치는 다음의 세 종류가 있다.

●● LD50(50% lethal dose: 반수치사량)

단시간에 영향을 미치는 급성 독성을 조사하는 시험의 평가 수치이다. 화학물질을 실험동물에게 투여하여 24시간 이내에 실험동물의 50%(실험동물의 반수)를 사망하게 하는 용량을 말한다. 동물 체중 1kg에 대한 화학물질량(mg)으로 나타낸다[예: 100mg/kg(p.o.)].

단위 옆에 표시한 알파벳 문자는 화학물질을 투여한 경로를 나타낸다. 경구(p.o.), 피하(s.c.), 복강 내(i.p.), 정맥 내(i.v.) 등이 있다. 표 3을 보면 알 수 있듯이 투여 방법에 따라 결과가 다르다. 일반적으로 경구 투여, 피하 투여, 정맥 내 투여의 순서로 LD50이 낮아진다.

같은 방법으로 화학물질을 투여했다면 LD50의 수치가 낮을수록 독성이 강하다는 뜻이다. 예를 들어 다이옥신의 일종인 TCDD의 LD50을 보면 다른 화학물질보다 훨씬 독성이 강하다는 것을 알 수 있다.

●● NOEL(No Observable Effect Level: 최대무작용량)

실험동물(쥐, 토끼, 원숭이 등)에게 화학물질을 일정 기간 계속 투여했을 때 어떤 피해 증상도 나타나지 않는 최대 용량을 말한다. 동물 체중 1kg에 대한 화학물질량(mg)으로 나타낸다(예: 100mg/kg). 화학물질의 만성 독성을 평가하는 기준이 된다.

●● ADI(Acceptable Daily Intake: 1일 섭취허용량)

NOEL을 기준으로 그 값을 사람에게 적용한 것이다. 주로 안전성을 예측하는 데 이용한다. NOEL은 실험동물에게 화학물질을 투여하여 구한 값이므로 사람에게 적용할 때는 안전계수를 감안하여 산정한다. 체중 1kg에 대한 하루 섭취량으로 나타낸다(예: 10pg/kg/day).

1-7
주의해야 할 역U자 현상

　일반적으로 화학물질은 양보다는 **농도**가 높은 쪽이 더 강하게 작용한다. 화학물질이 체내에 어느 정도 농도로 흡수되었는지에 따라 건강에 미치는 유해한 작용의 세기가 달라진다.

　발암성 화학물질은 ppm(100만 분의 1) 단위로 표시할 정도의 낮은 농도로도 암을 일으킬 수 있다. 1960년에 존재가 밝혀진 내분비계장애물질은 ppm보다 더 낮은 ppt(1조 분의 1)나 ppq(1000조 분의 1) 단위로 표시하는 낮은 농도에서도 유해성을 나타낸다. 1ppq는 50m 길이의 풀장에 안약 1~2방울을 떨어뜨린 정도의 농도이다.

　화학물질을 저용량에서 시작하여 점차 용량을 늘려가며 독성이 나

표 4 ::: **화학물질의 측정 단위표**

무게 단위	농도 단위
mg (밀리그램)	1000분의 1g
μg (마이크로그램)	100만 분의 1g
ng (나노그램)	10억 분의 1g
pg (피코그램)	1조 분의 1g
ppm (피피엠)	1kg당 100만 분의 1 (mg/kg)
ppb (피피비)	1kg당 10억 분의 1 (μg/kg)
ppt (피피티)	1kg당 1조 분의 1 (ng/kg)
ppq (피피큐)	1kg당 1000조 분의 1 (pg/kg)

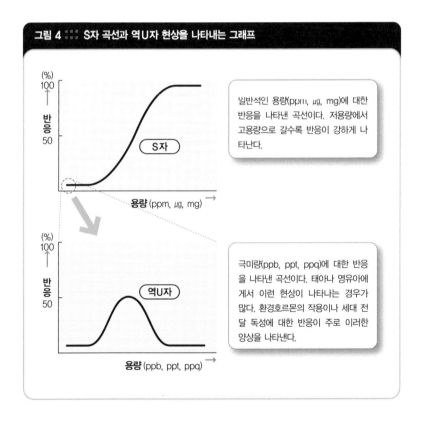

그림 4 ::: **S자 곡선과 역U자 현상을 나타내는 그래프**

일반석인 용량(ppm, μg, mg)에 대한 반응을 나타낸 곡선이다. 저용량에서 고용량으로 갈수록 반응이 강하게 나타난다.

극미량(ppb, ppt, ppq)에 대한 반응을 나타낸 곡선이다. 태아나 영유아에게서 이런 현상이 나타나는 경우가 많다. 환경호르몬의 작용이나 세대 전달 독성에 대한 반응이 주로 이러한 양상을 나타낸다.

타나는 양상을 조사하면 완만한 S자 모양으로 반응이 커지는 **S자 곡선**(시그모이드 곡선)이 나타난다. 그러나 **환경호르몬** 작용을 하는 화학물질 중에는 저용량으로도 유해성을 나타내는 것이 있다. 이것을 **역U자 현상**이라고 하는데, 화학물질의 독성을 평가할 때는 특히 이 특성에 주의해야 한다.

일부 화학물질은 극미량만으로도 인체에 해를 끼칠 수 있는데, 가장 우려되는 것이 태아나 유아에게 미치는 영향이다. 세대 전달 독성과 관련된 화학물질도 이러한 역U자 현상을 나타내기 때문이다.

I-8
인류를 위협한
독성물질 사건들

공업화가 진행되면서 대기나 하천, 호수, 바다, 토양으로 방출된 화학물질들이 환경을 오염시키고 있다. 오염 지역에 사는 주민들과 주변의 야생동물들은 심각한 질병, 즉 **공해병**을 겪기도 한다.

공해병의 주범인 환경오염 사건이 1950~1960년대에 연달아 발생했다. 편리성만을 좇아 화학물질의 개발을 멈추지 않고 산업폐기물을 함부로 버린 대가였다. 피해자 중에는 모체의 태내에서 화학물질의 영향을 받은 태아도 있었다.

환경오염 사건을 일으킨 원인 물질에 대해서는 제조법을 개선하고 적정 사용량을 지키기 위한 가이드라인을 마련하거나 경우에 따라서는 제조 및 사용을 금지하는 조치를 내리기도 했다. 그러나 그것만으로는 문제를 해결할 수 없다. 맹독성 화학물질이 여전히 남아 있기 때문이다.

아직 독성이 정확하게 밝혀지지 않은 화학물질이나 앞으로 개발할 화학물질들이 언제 어디서 얼마나 심각한 환경오염 사건을 일으킬지는 아무도 모른다. 더구나 우리는 화학물질로 만든 화학제품 속에서 살고 있기 때문에 그만큼 피해는 클 수밖에 없다.

미나마타병(유기수은)

1956년 일본 구마모토(熊本) 현의 미나마타(水俣) 연안에서 원인 불명의 신경증상을 호소하는 환자가 발생했다. 원인을 규명하기까지는 오랜 시간이 걸렸지만 결국 1968년에 주식회사 칫소의 미나마타 공장에서 배출된 **메틸수은화합물**(유기수은)에 의한 중독 증상임이 밝혀졌다. 이를 미나마타병이라고 한다.

그 공장에서 아세트알데히드를 제조하는 과정에서 부산물로 발생한 메틸수은화합물이 미나마타 만으로 배출되어 그곳에 서식하는 어패류에 농축되었고, 이를 먹은 지역 주민들에게 미나마타병이 일어난 것이다. 메틸수은은 체내에 들어오면 영양소와 함께 거의 모두 흡수되어 혈액으로 들어간 후 **'혈관-뇌 관문'**을 통과하고 중추신경계에 장애를 일으킨다.

주된 증상은 사지말단의 감각 장애, 소뇌성 운동실조증, 시야 협착, 중추성 안구운동 장애, 중추성 청력 장애, 중추성 평형기능 장애 등이다. 혈관-뇌 관문을 거뜬히 통과한 메틸수은은 태아를 보호하는 태반까지 통과한다. 임신 중에 메틸수은에 오염된 어류를 먹은 모체에서 태어난 아기에게서 뇌성소아마비와 유사한 증상이 나타났다.

미나마타병은 일본에서 일어난 대표적인 환경오염 사건이다. 이를 계기로 환경오염에 대한 인식이 사회적으로 널리 퍼졌고 구체적이고 적극적인 환경오염 대책이 마련되었다. 그러나 미나마타병으로 진단받은 환자 수는 이미 2000명을 넘었고 그중 1400명 이상이 사망했다.

모리나가 분유 비소중독 사건(비소)

일본에서 비소는 수은과 함께 '독물 및 극물에 관한 법률' ** 에서 독물로 지정하고 있는 유해 금속이다. 공업 제조 과정에서는 화합물이 많이 생성되는데 그중 **아비산**이라는 비소화합물은 독성이 매우 강하다.

몸속으로 흡수된 비소는 대사되어 소변과 함께 배설되는데, 이때 소변으로 배설되는 비소의 양이 200mg/ml 이상이면 비소중독이 의심된다. 비소중독은 모발검사로도 알 수 있다. 0.1~0.5mg/100g(모발 중량)이 검출되면 만성 비소중독이 의심되며, 1~3mg/100g(모발 중량)이면 급성 비소중독일 가능성이 높다.

** **독물 및 극물에 관한 법률** 우리나라의 '유해화학물질 관리법'에 해당

1955년에 일본에서 일어난 모리나가 분유 비소중독 사건은 1만 2000명이 넘는 피해자와 130명의 사망자를 냈다. 분유의 안정화제로 사용한 제2인산나트륨(Na_2HPO_4)에 아비산(As_2O_3)이 섞여 들어간 것이 원인이었다. 비소가 들어 있는 분유를 마신 유아는 발열, 설사, 피부염, 색소침착, 식욕 부진, 간 비대 등의 증상이 나타났고, 회복 후에도 난청, 지적 장애, 간질 발작, 뇌파 이상 등의 후유증이 남았다.

비교적 최근인 2003년에는 이바라키(茨木) 현 가미스(神栖) 초의 우물물에서 환경 기준의 400배가 넘는 비소가 검출된 일이 있었다. 옛 일본 해군이 개발한 독가스(재채기 가스)의 분해산물인 비소화합물이 흘러들어간 것으로 추정되는데, 이 우물물을 먹은 유아에게서는 발육 장애가 나타났다.

욧카이치 천식(이산화유황)

1960년대부터 대규모 석유화학 공업단지로 발전해온 일본 미에(三重) 현 욧카이치(四日) 시에서는 같은 시기에 다수의 인근 주민들에게서 호흡기계 질환(천식, 만성 기관지염, 폐기종 등)이 급증하는 사태가 일어났다.

이러한 질환들은 욧카이치 천식이라고 불렸다. 환자가 발생한 지역은 **이산화유황**(SO_2)의 배출원이었고, 결국 이산화유황과 천식 발작 사이에 밀접한 관련이 있는 것으로 확인되었다.

이타이이타이병(카드뮴)

카드뮴은 많은 환경오염 문제로 유명해진 아연 광석에 함유된 금속이다. 카드뮴은 지금도 공업원료로 사용되는데, 가장 큰 문제는 체내에 오래 남아 만성 독성을 일으킨다는 점이다. 게다가 암을 유발하고 환경호르몬 작용을 하는 것으로 의심되고 있다.

일본 도야마(富山) 현 진즈(神通) 강 유역의 농촌에서 발생한 이타이이타이병은 1968년에 그 발병 원인이 공식적으로 발표되었다. 강 상류에 있던 미쓰이(三井) 금속광업 가미오카 광업소에서 배출한 카드뮴이 함유된 용수에 농산물, 어패류, 음용수가 오염된 것이 그 원인이었

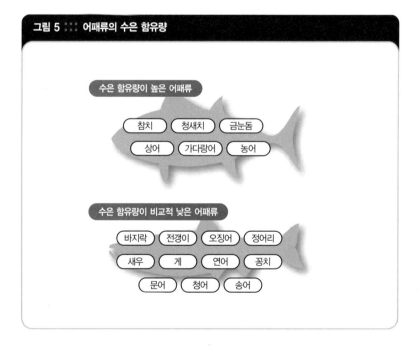

그림 5 ::: 어패류의 수은 함유량

수은 함유량이 높은 어패류

참치　청새치　금눈돔
상어　가다랑어　농어

수은 함유량이 비교적 낮은 어패류

바지락　전갱이　오징어　정어리
새우　게　연어　꽁치
문어　청어　송어

몸속에 잔류하는 수은

신경계에 이상을 일으키는 수은은 인체에 유해한 금속으로 잘 알려져 있다. 이 수은이 지구를 순환하고 있다. 광물인 수은은 지표에서 수은 증기가 되거나 공업 과정에서 대기 중으로 방출된다. 대기 중의 수은은 비와 함께 강, 호수, 바다로 녹아들어가 그곳에 서식하는 생물(수생동물)의 몸속에 쌓이고 대사되어 유해한 유기수은(메틸수은, 에틸수은 등)으로 바뀐다.

수은은 수생동물의 먹이사슬 과정을 거쳐 인간에게 축적되어 유해한 영향을 끼치기도 한다. 수은은 유황과 친화성이 높아 화산이 많은 지역에서는 대기 중에도 비교적 많은 양의 수은이 존재한다. 공업화 이전부터 일본인의 몸속에는 많건 적건 수은이 잔류하고 있었을 가능성이 높다.

관련 연구를 수행한 홋카이도 의료대학 약학부 엔도 데츠야(遠藤哲也) 교수는 시판되는 고래 고기(살코기)를 하루에 30g씩 일주일간 먹으면, 세계보건기구(WHO)에서 규정한 수은 농도 기준치의 10배를 넘을 수 있다고 경고했다. 인간을 비롯한 포유류는 먹이사슬의 상위 단계에 있기 때문에 그만큼 몸속에 수은이 쌓이기 쉽다. 일본인이 즐겨 먹는 대형 참치에는 100g당 139μg이나 되는 유기수은이 들어 있는 것으로 보고된 적도 있다.

곡물은 자연계에 존재하는 수은 외에 농약에 함유된 수은이나 토양에 잔류하는 수은에도 오염될 수 있다. 따라서 주식인 쌀은 덜 오염된 지역에서 수확한 것을 고르는 것이 좋다.

수은은 치과용 충전재로 쓰이는 아말감에도 들어 있다. 아말감에는 무기수은을 사용하기 때문에 인체에 큰 문제를 끼치지는 않는다고 알려져 있으나 입속의 미생물에 의해 무기수은이 유기수은으로 전환될 수 있다. 1987년 스웨덴에서 인체 해부를 통해 조사한 결과, 아말감을 충전한 사람은 그렇지 않은 사람보다 수은 농도가 뇌에서는 3배, 신장에서는 9배나 높았다고 한다.

미나마타병을 일으키는 원인 물질이 메틸수은으로 밝혀지면서 유기수은 화합물인 머큐롬(일명 빨간약)은 모습을 감추었다. 수은은 강한 살균 작용을 하기 때문에 상처를 소독하는 데 머큐롬이 자주 사용된다. 아마 30세 이상의 독자라면 이 머큐롬에 대한 기억이 있을 것이다. 머큐롬을 많이 사용한 사람이라면 모발 분석 시 고농도의 수은이 검출될 수도 있다.

다. 이로 인해 수많은 주민들이 만성 카드뮴 중독으로 골연화증이 일어나 가벼운 충격에도 쉽게 뼈가 부러지고 밤낮을 가리지 않는 통증에 시달려야 했다.

I-9
알레르기, 아토피로
고통받는 아이들

2007년 4월 일본의 문부과학성은 공립 초중고등학교 학생을 대상으로 실시한 알레르기 실태 조사의 결과를 발표했다(조사 기간은 2004년 12월~2005년 2월).

이에 따르면 달걀, 대두, 밀가루 등에 **식품 알레르기**가 있는 학생은 약 33만 명으로 전체의 2.6%를 차지했다. 학급당 학생 수를 40명이라고 하면 각 학급에 1명꼴로 식품 알레르기를 가진 학생이 있는 것이다. **천식**이 있는 학생은 약 73만 명(전체의 5.7%), **아토피 피부염**이 있는 학생은 약 69만 명(전체의 5.5%)에 이르렀다. 천식이나 아토피 피부염이 있는 학생이 한 학급에 2명 이상 있는 셈이다. 이 결과를 통해 소아 알레르기 환자가 급증하고 있다는 사실이 확인되었다. 더구나 과거보다 증상이 더욱 심각한 것으로 보고되었다.

제2차 세계대전이 일어나기 전까지는 일본에서 알레르기 질환이 딱히 문제된 적은 없었다. 일본은 바다로 둘러싸인 섬나라이기 때문에 습도가 높은데, 그러한 기후적인 특성이 건축양식에도 반영되었다. 이런 이유로 일본의 가옥 건축양식은 집 안에 습기가 차지 않도록 툇마루를 둔 목조건축이 일반적이었다. 또한 농경민족답게 곡물, 야채, 어패류를 중심으로 한 식사를 통해 일본인 특유의 체질을 이루고 있었다.

그러나 전후 **서구 문화**가 유입되면서 건축양식과 식생활에 급격한 변화가 일어났다. 또한 **석유화학**의 발전은 생활환경을 크게 바꾸어 놓았다.

저렴하고 쉽게 파손되지 않으며 사용하기에 편한 것만 찾다 보니 합성세제, 플라스틱, 농약 등의 합성화학제품이 급속히 퍼져나갔다. 게다가 사회가 날로 복잡해지면서 다양한 정신적인 스트레스까지 가중되었다. 그러면서 그때까지 특별히 문제를 일으키지 않던 질환들이 갑자기 폭증하기 시작했다. 그중 대표적인 것이 알레르기 질환이다.

알레르기는 알레르기를 일으키는 원인 물질(**알레르겐**)에 과도하게 노출되었을 때 일어난다. 부모 중 어느 한쪽이 알레르기질환을 갖고 있으면 자녀는 알레르기를 일으키기 쉽고 알레르겐의 허용 한도도 낮아진다. 즉 부모에게 알레르기질환이 있으면 자녀는 부모보다 더 작은 양의 알레르겐으로도 증상이 나타날 수 있다. 이런 알레르기질환이 최근 들어 급증한 이유는 삼나무나 노송나무의 꽃가루처럼 기존에 알려진 알레르겐 외에 달걀, 밀가루, 우유 등의 식품 알레르겐이 증가한 데다 합성세제, 농약, 플라스틱 등의 합성화학물질, 납, 수은, 카드뮴 등의 금속, 그리고 집먼지진드기 같은 알레르겐에 노출되는 일이 많아졌기 때문이다.

알레르기질환이 있는 성인이 많다는 것은 후세에 심각한 알레르기를 겪는 아이들이 많아지리라는 것을 의미한다. 부모의 몸속에 있는 화학물질의 독성이 다음 세대까지 대물림되기 때문이다. 이것이 **세대 전달 독성**이다.

1-10
건강기능식품이라고
무작정 다 좋은 것은 아니다

그릇된 생활습관에서 비롯된 고혈압, 고지혈증, 당뇨병, 심장질환 등을 **생활습관병**이라고 한다.

생활습관병의 원인으로 흔히 서구화된 고열량·고단백질 식사, 운동 부족, 스트레스 등을 꼽는다. 그렇다면 이 같은 잘못된 생활습관을 바꾸고 건강관리를 잘한다면 과연 생활습관병을 예방할 수 있을까? 필자의 생각은 조금 다르다. 거주 공간이나 지역에서 발생하는 화학 물질로 인한 환경오염을 해결하지 않는다면 생활습관병은 예방할 수 없다.

과도하게 식품첨가물을 사용하고 생활용품에 **발암성 화학물질**이나 **환경호르몬**이 의심되는 화학물질들을 버젓이 사용한다면 이는 생활습관병과 결코 무관할 수 없기 때문이다.

최근 몇 년 사이 홈쇼핑에서 **건강기능식품**이 인기몰이를 하고 있다. 그러나 건강에 좋다고 무작정 섭취한다면 문제가 생길 수 있다. 일부 건강기능식품은 화학물질로 만들어지기도 한다. 따라서 과다 섭취하면 오히려 건강에 해를 끼칠 수 있다.

예를 들어 셀레늄(selenium)은 필수 미네랄 중 하나이지만 섭취량에 따라서는 유해한 화학물질이 되기도 한다. 셀레늄에 중독되면 탈모, 손톱의 변색이나 변형, 피부 변색, 신경증상, 무력감 등의 증상이 나타나거나 호흡 시 마늘 냄새가 난다. 중독되면 위험한 것은 셀레늄만이 아니다. 아연, 구리, 크롬 등 미량 미네랄류도 마찬가지다.

생활습관병을 예방하려면 건강기능식품에만 의존할 것이 아니라 먼저 식생활을 개선하고 적당한 운동을 하며 스트레스에 효과적으로

셀레늄의 과다 섭취에 주의한다

셀레늄은 암과 노화를 유발하는 활성산소의 생성을 억제한다. 결핍되면 산화 스트레스가 늘어나서 면역력이 저하된다고 한다. 권장 섭취량은 성인의 경우 25~35mg/1일이지만 대부분은 평소 식사로도 충분한 양을 섭취하고 있다.

시판되는 건강기능식품의 셀레늄 함유량은 1정 또는 1캡슐당 50~100mg이다. 건강기능식품은 의약품과 달리 엄밀하게 함량을 규제하지 않기 때문에 주의해야 한다. 표시된 함량의 100배가 넘는 셀레늄이 함유된 건강기능식품을 먹고 셀레늄에 중독된 사례가 있었다.

대처하는 마음가짐을 가져야 한다. 또 한 가지 필요한 것이 있다. 유해한 화학물질을 일상생활에서 조금이라도 멀리하려고 노력하는 것이다.

1-11
더 이상 안전하지 않은
학교와 집

화학물질과민증이라는 낯선 질병이 알려진 지 벌써 10년이 지났다. 다량의 농약을 살포한 미국의 한 지역에서 화학물질에 과민하게 반응하는 환자가 발생하면서 문제가 된 질병이다.

현재까지 알려진 바로는 특별한 치료약은 없다고 한다. 유일한 치료법이라곤 화학물질이 존재하지 않는 곳에서 생활하거나 화학물질을 차단하는 우주복 같은 것을 입고 지내는 것이다. 화학물질이 전혀 존재하지 않는 곳이 있을 리 없으므로 발병자는 견디기 힘든 나날을 보내야 한다.

화학물질과민증의 주요 증상은 호흡부전, 심박수 항진, 부정맥, 발한, 경련, 몸이 떨리거나 움츠러듦, 신경장애, 호흡곤란 등이며 최악

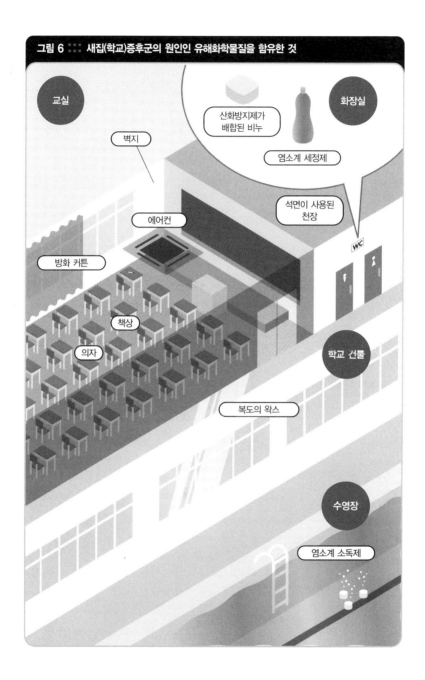

그림 6 ::: 새집(학교)증후군의 원인인 유해화학물질을 함유한 것

교실

화장실

산화방지제가
배합된 비누

염소계 세정제

벽지

석면이 사용된
천장

에어컨

WC

방화 커튼

책상

의자

학교 건물

복도의 왁스

수영장

염소계 소독제

의 경우 사망에 이르기도 한다. 한 번 발병하면 극미량의 화학물질에도 반응하며 완치는 어렵다고 한다.

과도한 농약 사용뿐만 아니라 아파트 건설 붐이 초래한 **새집(학교)증후군**이 화학물질과민증을 유발하는 결정적인 방아쇠가 되었다. 화재 예방이나 안전성을 중시한 나머지 좁고 밀폐된 공간으로 구획한 건축물의 실내에는 건축자재에서 나오는 **톨루엔**이나 **포름알데히드** 같은 유해화학물질이 고농도로 존재한다. 마치 농약을 공중 살포한 듯 유해화학물질로 오염되어 있는 것이다.

발병자의 대다수는 이러한 공간에 장시간 머물렀던 주부, 노인, 어린이(영유아)들이다. 특히 화학물질에 대한 저항력이 약한 여성과 고령자, 어린이는 발병률이 더 높다.

요즘에는 아이들의 건강을 위해 과거에 석면을 사용했던 학교 건물을 개축하거나 유해한 건축자재를 사용하지 않으려고 노력을 기울이고 있다.

화학물질과민증은 개인의 수용 한계를 넘는 과도한 양의 화학물질에 노출되었을 때 발생한다. 새집증후군 외에도 흰개미 방제 약제, 인근 지역의 농약 살포, 식품오염, 대기오염, 간접흡연 등이 그 원인으로 알려져 있다.

현대사회에서는 그 어느 누구도 화학물질의 영향을 받지 않고는 살수 없다. 화학물질과민증은 누구에게나 일어날 수 있다는 뜻이다. 사회 전체가 유해화학물질을 만들지 않고 사용하지 않으려고 애쓰는 것만이 화학물질과민증을 예방하는 유일한 길이다.

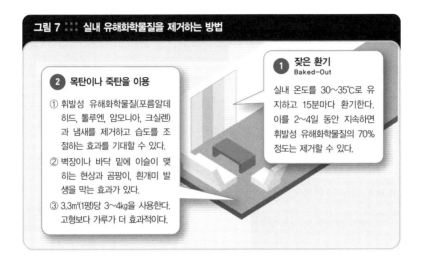

그림 7 ⣿ **실내 유해화학물질을 제거하는 방법**

2 목탄이나 죽탄을 이용

① 휘발성 유해화학물질(포름알데
히드, 톨루엔, 암모니아, 크실렌)
과 냄새를 제거하고 습도를 조
절하는 효과를 기대할 수 있다.

② 벽장이나 바닥 밑에 이슬이 맺
히는 현상과 곰팡이, 흰개미 발
생을 막는 효과가 있다.

③ 3.3m²(1평)당 3~4kg을 사용한다.
고형보다 가루가 더 효과적이다.

1 잦은 환기
Baked-Out

실내 온도를 30~35℃로 유
지하고 15분마다 환기한다.
이를 2~4일 동안 지속하면
휘발성 유해화학물질의 70%
정도는 제거할 수 있다.

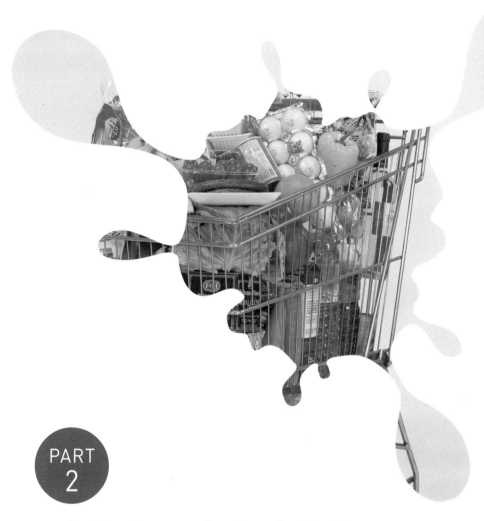

엄마의 몸에서 태아의 몸으로
전달되는 독성

태반을 통해 주입되는 발암, 독성물질들의 공포

2-1

생물의 호르몬 작용을 교란하는 환경호르몬

인체에 미치는 화학물질의 독성과 유해성을 이해하는 데 중요한 키워드가 있다. 바로 환경호르몬이라고 불리는 화학물질이다. 환경호르몬은 정확하게 표현하면 **'내분비계 장애물질'** 이다. 특정 화학물질이 아니라 내분비, 즉 호르몬 작용을 교란하는 성질이 있는 화학물질을 통틀어 이르는 말이다. 공업 폐수나 농약과 같이 환경에 방출된 화학물질에서 호르몬에 이상을 일으키는 물질이 발견되면서 '환경호르몬' 이라고 불리게 되었다.

환경호르몬은 인간이나 동물의 체내에 흡수된 후 마치 호르몬처럼 작용하거나 정상적인 호르몬 작용을 방해한다. 체내에는 다양한 내분비기관이 있고 그곳에서 호르몬이라고 불리는 물질을 분비하여 특정 조직이나 기관의 기능을 조절한다. 이 호르몬 작용이 교란되면 생물의 조직이나 기관이 정상적으로 기능하지 못하므로 건강에 다양한 이상 징후가 나타날 수 있다.

호르몬은 특정 기관(표적기관)에서 특정 작용을 나타낸다. 표적기관을 구성하는 세포에는 **수용체**(accepter)가 있는데, 호르몬은 이 수용체와 만나야 비로소 자신의 목적에 맞는 활동을 시작한다. 그 작용을 마치면 **대사** 반응에 의해 자연 소멸한다. 호르몬은 표적기관의 수용체와 결합하여 작용한 후에 소멸하는 과정을 반복하면서 기관의 기능을 조절하는 것이다.

그런데 이 과정에 환경호르몬이 끼어들면 호르몬의 작용이 교란된다. 환경호르몬은 몸속에서 마치 정상 호르몬인 것처럼 수용체와 결합하기도 하고 호르몬과 수용체가 결합하는 것을 방해하거나 호르몬의 자연 소멸을 막기도 한다.

건강
시크릿

환경호르몬에 대한 다양한 견해

환경호르몬은 유해성 여부를 검증하기가 매우 어렵고 영향을 조사하는 데도 많은 시간이 걸린다. 게다가 해석도 다양하다. 공표된 67종류의 환경호르몬은 조사 대상에 불과할 뿐이며, 실제로는 150종류 이상의 화학물질이 환경호르몬으로 의심된다는 의견도 있다.

이미 검증된 자료를 놓고도 의견이 분분하여, 그 원인을 전적으로 환경호르몬 작용으로 보는 학자가 있는가 하면 이를 부정하는 학자도 있다. 이렇듯 환경호르몬과 관련된 현상들은 아직은 일관된 해석을 적용하기가 매우 곤란하며 따라서 까다로운 문제라고 할 수 있다.

2-2
10억분의 1g의 적은 양도 독성을 나타낸다

환경호르몬이 발견된 지는 얼마 안 됐기 때문에 아직까지 정확한 실태를 파악하지는 못하고 있다. 즉 어떤 물질이 내분비계를 교란하는지, 인체에 어떤 작용을 일으키고 어떤 영향을 미치는지 구체적이고 명백하게 밝혀진 것은 아니라는 뜻이다.

독성학에서는 일반적으로 화학물질의 용량이나 농도가 증가할수록 독성 효과가 강해지고 그것이 일정 용량이나 농도를 넘어서면 급격히 강력한 유해성을 나타낸다고 말한다. 앞에서 살펴본 그림 4의 위쪽 그래프와 같이 S자 형태로 반응이 커지는 예가 여기에 해당된다.

그러나 **환경호르몬**은 일반적으로 생각하는 용량보다 훨씬 적은 양만으로도 독성을 나타낸다. 예를 들어 공해병에 관련된 화학물질은

ppm(100만 분의 1g) 단위의 양으로도 신체에 장애를 일으키는 것으로 알려져 있다. 환경호르몬은 심지어 ppb(10억 분의 1g), ppt(1조 분의 1g) 단위의 양으로도 건강에 해로운 영향을 끼칠 수 있다고 한다.

환경호르몬의 용량과 반응 사이의 관계는 그림 4의 아래쪽 그래프와 같이 역U자 형태로 나타난다. 일반적으로는 반응이나 영향이 나타나지 않는 무효량(ppb 또는 ppt 단위의 극미량)으로도 유해한 작용을 할 수 있기 때문이다.

화학물질은 그 특성에 따라 극미량을 사용한 경우와 고용량을 사용한 경우에 독성의 작용이 반대로 나타날 수 있다. 예를 들어 환경호르몬인 비스페놀 A(Bisphenol A)는 동물실험 결과, 고용량에서는 발육 억제 현상을 나타내고 저용량에서는 발육 촉진 현상을 나타내는 것으로 밝혀졌다.

보통은 독성이 나타나지 않을 듯한 용량으로도 발육 촉진이 일어났다는 사실은 환경호르몬이 발육장애를 일으키거나 발암물질로 작용할 수도 있다는 것을 의미한다. 게다가 미량이면 원인 물질을 검출하기도 어렵다. 미량이라서 더 위험할 수 있는 물질이 환경호르몬인 것이다.

내분비기관에서 분비되는 호르몬 역시 미량으로 각 기관을 조절한다. 만약 외부에서 침입한 화학물질이 호르몬처럼 작용한다면 미량이더라도 신체의 호르몬 활동을 교란할 가능성은 충분하다.

체내의 호르몬 활동은 미묘한 신체 균형에 의해 조절되기 때문에 환경호르몬이 미치는 영향을 한마디로 표현하기는 어렵다. 더구나 그 영향은 생물종에 따라, 개개인에 따라 다르기 때문에 단정적으로 결론을 내리기 어렵다. 환경호르몬의 실태를 파악하기 위한 조사와 연구는 지금도 진행 중이다. 아직 해명하지 못한 과제가 많기 때문에 현재로서는 다양한 해석이 나올 수밖에 없다.

2-3
환경호르몬이 몸속에서 일으키는 비정상적인 생체 반응

환경호르몬이 몸속에서 호르몬의 작용을 교란한다는 것은 구체적으로 무슨 뜻일까? 지금까지 밝혀진 것은 대부분의 환경호르몬이 여성 호르몬의 하나인 **에스트로겐**과 비슷한 작용을 한다고 알려져 있다. 이를 **에스트로겐 유사 작용**이라고 한다. 이 밖에도 부신피질호르몬이나 남성호르몬과 유사한 작용을 하거나 에스트로겐의 작용을 방해하는 등의 여러 가지 작용을 한다.

에스트로겐은 난소에서 주기적으로 분비되는 호르몬으로, 월경주기에 관여하며, 여성의 2차성징의 발현은 에스트로겐의 작용으로 이루어진다. 남성도 에스트로겐을 소량 분비하며 각 기관에 에스트로겐 수용체가 있다. 인간 외의 생물에도 암수 모두 에스트로겐과 에스트로겐 수용체가 있다.

에스트로겐 유사 작용을 하는 화학물질들은 에스트로겐 수용체와 쉽게 결합하여 분비 주기에 관계없이 에스트로겐 작용을 일으킨다. 본래의 에스트로겐과 성질이 다른 이러한 물질들은 수용체와 결합한 채 체내에 남아 정상적인 에스트로겐의 작용을 방해한다.

에스트로겐 유사 작용을 하는 화학물질에는 **석유에서 유래한 것**과 **식물에서 유래한 것**이 있다. 석유에서 유래한 것은 분자량이 작고 지용성이기 때문에 체내로 쉽게 흡수되고 오래 남아 지속적으로 작용한다. 반면 식물에서 유래한 것은 쉽게 대사되어 과잉 작용을 일으키지 않는다. 그러나 호르몬 조절이 미숙한 태아나 영유아는 영향을 받을 수도 있다.

주기적으로 분비되는 에스트로겐은 여성의 생리를 비롯한 생체 내 조절을 담당하므로 외부에서 침입한 화학물질이 그 기능을 방해한다면 심각한 결과가 일어난다. 여성뿐만 아니라 앞으로 태어날 아기, 남성 그리고 야생동물에게서도 종의 존속과 관련된 비정상적인 생체 반응을 일으킬 수 있다.

두 종류의 여성호르몬

　호르몬이란 체내의 특정 기관에 분비되어 혈액이나 체액과 함께 몸 안을 순환하면서 극히 미량으로도 특정 조직에 작용하는 화학전달물질이다.

　그중에서도 성호르몬은 남녀의 성을 주관하는 호르몬이다. 여성호르몬은 주로 난소에서 분비되며 에스트로겐(여포호르몬)과 프로게스테론(황체호르몬)의 두 종류가 있다. 이 두 가지 여성호르몬은 분비량을 교대로 바꾸어 월경주기에 따른 난소와 자궁의 변화, 배란, 월경에 관여한다.

　성호르몬의 분비량은 뇌하수체에서 분비되는 성선자극호르몬에 의해 조절된다. 여성의 성선자극호르몬은 FSH(여포자극호르몬)와 LH(황체형성호르몬)이다. 이 호르몬이 각각 에스트로겐과 프로게스테론의 분비량을 조절해 배란 주기를 제어한다.

2-4
야생동물에게서도 일어나는 생식 이상

우리의 생활을 풍요롭게 해줄 것만 같았던 화학물질이 생체에 악영향을 미칠 수 있다는 사실을 맨 처음 알린 사람은 레이첼 카슨(Rachel Carson)이었다. 그녀는 1962년에 저서 『**침묵의 봄**(*Silent Spring*)』에서 **DDT** 등의 농약으로 인한 환경오염이 야생동물과 생태계에 어떤 영향을 끼쳤는지 낱낱이 밝혀 유해화학물질이 인간에게 미칠 위험성을 경고했다.

편리함 속에 감추어진 화학물질의 무시무시한 실상이 사회에 알려지면서 많은 나라들이 농약의 유해성을 개선할 방안을 모색했다. 그런 과정에서도 급속한 공업화에 따른 환경오염은 점점 더 심각해져만 갔다.

1996년에 테오 콜본(Theo Colborn) 등은 미국 오대호(Great Lakes)의 오염 상태를 조사한 『도둑맞은 미래(*Our Stolen Future*)』에서 환경에 배출된 화학물질이 생체의 호르몬 작용을 교란할 수 있다고 지적했다. 오대호 주변의 야생동물들에게서 비정상적인 갑상선비대증이 나타나고 수컷의 암컷화나 생식기능 저하 같은 생식 이상이 현상이 빈번히 발생했기 때문이다. 원인 물질로 추정된 것은 오대호에 유출된 산업폐기물인 **PCB**(폴리염화바이페닐)였다. 이후 PCB는 환경호르몬으로 밝혀졌다.

그 후에도 야생동물에게 일어난 생식 이상 사례는 세계 곳곳에서 보고됐다. 미국 플로리다 주의 아폽카 호에 사는 수컷 악어는 성기가 비정상적으로 작은 것으로 확인됐다. 조사 결과, 근처의 농약회사에서 DDT를 포함한 농약을 호수로 배출했다는 사실이 드러났다.

일본에서도 그와 유사한 사례가 보고된 바 있다. 도쿄 농업대학의 연구팀이 타마가와 강에 서식하는 잉어의 생태를 조사한 결과 암컷의 비율이 매우 높고 정소가 비정상적인 수컷이 많았다. 이는 환경호르몬의 에스트로겐 유사 작용이 생체의 암컷화를 유발한 것으로 추정된다.

환경호르몬의 실태를 밝히기 위한 조사는 야생동물에 나타난 영향을 밝혀내는 것에서 시작되었다. 화학물질로 인한 환경오염이 야생동물의 정상적인 생식기능을 저해한다는 사실은 그러한 악영향이 언젠가 인간에게도 미칠 수 있음을 뜻한다.

화학물질이 인체의 호르몬 활동에 영향을 미칠 수 있다는 사실은 앞서 소개한 **DES**에 의한 피해 사례에서 확인되었다. 유산방지제인 DES를 복용한 임산부가 낳은 자녀들에게서 생식기계 암이 많이 발생한 사건이다. DES는 에스트로겐 유사 작용을 하는 합성화학물질이다. 플라스틱의 원료인 **비스페놀 A**도 에스트로겐과 화학구조가 매우 유사하다. 한때 비스페놀 A를 이용해서 합성 에스트로겐을 생성하려는 시도가 있었을 정도이다.

정자 수 감소, 정자나 난자의 이상, 부인병 증가, 남자 아이의 정류고환, 요도하열, 요관 위축 같은 생식기 이상의 증가 현상은 세계 여러 곳에서 보고되고 있다. 환경호르몬으로 의심되는 화학물질들이 인간의 호르몬 작용을 교란한 결과 나타난 현상으로 추정된다.

표 5 ::: 세계 각지에서 보고된 야생동물의 생식기계 이상 사례

분류	생물	장소	내분비계 교란 작용	추정 원인 물질
나사조개류	물레고둥과 (복수 종)	싱가포르, 인도네시아, 말레이시아	암컷의 임포섹스	선박 바닥용 도료의 트리부틸주석
	대수리, 두드럭고둥(뿔소랏과)	일본	암컷의 임포섹스	선박 바닥용 도료의 트리부틸주석 및 트리페닐주석
어류	연어	미국 오대호	갑상선 과형성증(질환율 100%), 수컷의 2차성징 결여, 조숙	갑상선종 유발 물질, 다수의 불특정 물질
	화이트서커 (서커과)	미국 오대호 (슈피리어호)	성숙 지연, 생식소 축소, 가령에 의한 생식기능 저하, 수컷의 2차성징 결여	제지 공장의 배수, 다수의 불특정 화합물
	모스키토피시 (송사리목)	미국 플로리다 주	암컷의 수컷화(뒷지느러미가 길어짐)	제지 공장의 배수, 다수의 불특정 화합물
	로치(잉엇과), 무지개송어	영국의 하천	정소의 발육 지연	노닐페놀, 배수처리장 방수 중에 환경호르몬이 관여한 것으로 의심된다.
파충류	미시시피악어	아폽카 호 (미국 플로리다 주)	수컷 : 성기의 왜소화 정소 기능 부전 암컷 : 초자(超雌)** 개체의 출현 소포에서 이상란·다란 출현·난소의 퇴행 유체 : 부화율 저하, 사망률 상승	호수로 유입된 DDT, 디코폴**로 의심되나 자료가 부족하여 단정할 수 없다.

** **초자** X염색체가 세 개 존재하는 성염색체 이상이 있는 암컷

** **디코폴** 살응애제 농약

분류	생물	장소	내분비계 교란 작용	추정 원인 물질
조류	멧도요, 새매, 물수리, 떼까마귀, 가마우지류 등	영국, 북아메리카	산란 수 감소, 번식기 지연, 산란 실패, 알의 크기가 작아지고 껍데기가 얇아짐, 파손란 증가, 알 속에서 이미 죽은 개체가 증가	DDT · DDE를 야외에서 사용하기 시작한 시기와 이상 사례가 발견된 시기가 일치한다는 점과 독성 시험 결과에 따라 원인 물질을 DDT와 DDE로 단정하고 있다.
	큰부리도요새, 재갈매기	산타바바라 섬 (미국 캘리포니아 주)	수컷 : 암컷화, 개체 수 감소 암컷 : 동성애 개체 출현, 생식기 퇴화	자료가 부족하여 원인 물질을 추정하지 못하고 있다.
	재갈매기	미국 오대호	갑상선 이상 (비대, 상피조직 과형성 등)	유기 할로겐 화합물 (DDT)일 가능성은 있지만 자료가 부족하여 확정할 수 없다.
	흰머리 독수리	미국 오대호	부화율 저하	PCB 또는 DDE(DDT)
	제비갈매기, 갈매기	미국 오대호	수컷에게 양성 생식기 소유 경향이 나타남	PCB나 DDT로 추정되지만 자료가 부족하여 확정할 수 없다.
포유류	수달, 밍크	미국 오대호	번식 격감	PCB에 오염된 물고기 (먹이)
	플로리다퓨마	미국 플로리다 주	수컷 : 정자 수 감소, 정류고환 암컷 : 불임	여성호르몬 유사 작용을 하는 농약으로 추정되나 자료가 부족하여 확정할 수 없다.

출전 : 「내분비계에 작용하는 화학물질에 관한 조사 연구」 보고서(1997년 6월)
(사단법인)일본화학공업협회, (사단법인)일본화학물질 안전 · 정보센터

2-5
세대 전달 독성이 유발하는
각종 발달장애

다이옥신이란 폴리염화디벤조다이옥신(PCDD), 퓨란계 화합물(PCDF), 코플래너-폴리염화바이페닐(Co-PCB)이라는 세 종류의 화합물을 통틀어 이르는 말이다. 구조 내 염소의 수와 결합 위치에 따라 200종류 이상의 이성질체가 존재한다. 그중 가장 독성이 강한 것은 2, 3, 7, 8 - 사염화디벤조파라다이옥신(TCDD)으로, 다른 다이옥신류의 독성을 평가하는 기준이 된다.

다이옥신은 주로 화학물질을 제조하는 과정에서 부산물로 생성되거나 불순물로 함유되며 쓰레기를 태우는 과정에서 발생하기도 한다. 수질오염과 대기오염을 일으키는 원인 물질로, 지구상 곳곳에서 검출되고 있다. 일본은 '다이옥신류 대책 특별 조치법'을 마련해 이에 근

거한 환경오염 대책을 실시하고 있다. 베트남전쟁에서 사용한 '고엽
제'에 극히 소량으로 들어 있던 다이옥신이 기형을 유발하고 암을 일
으키는 것으로 밝혀지면서 인류의 생존과 관련된 심각한 환경오염 물
질로 인식되고 있다.

다이옥신은 화학구조가 매우 안정적이고(생분해도가 낮다), 지방에
잘 녹기 때문에 환경으로 배출되면 동식물의 체내에 쉽게 농축된다.
특히 인간은 먹이사슬의 상위 단계에 있기 때문에 개인차가 있어도 다
량의 다이옥신이 몸속에 축적될 수 있다.

다이옥신은 에스트로겐의 기능을 방해하는 것으로 알려져 있다. 특
히 염려되는 것은 급성 독성을 나타내는 농도보다 더 낮은 농도로도
건강에 해를 끼친다는 점이다. 동물실험 결과 **만성 독성**을 일으킨다
는 보고도 많다. 인체에서는 면역계와 생식기 장애, 기형을 일으키며,
갑상선·정소·간 등에 암을 유발한다. **세대 전달 독성**으로 보고된

2, 3, 7, 8 - 사염화디벤조파라다이옥신 (TCDD)
2, 3, 7, 8 -Tetrachlorodibenzo-p-dioxin

분자량 321.97

것은 암수의 생식기 이상, 정자 형성 능력 저하, 성 주기 이상, 자궁내막증 등이다. 최근에는 뇌 기능에도 영향을 미칠 수 있다는 의견이 나오면서 아동의 **발달장애**(학습장애, 주의력결핍과잉행동장애, 자폐증 등)와의 관련성이 제기되고 있다.

표 6 ::: 다이옥신으로 인한 주요 피해 상황

연대	국가·지역	원인	증상
1961~1971	베트남	고엽제	사지 이상, 무뇌증, 유산
1968	기타큐슈 (일본)	미강유(米糠油)	피부의 색소침착, 염소성 여드름 (1만 명 이상의 피해자 발생)
1976	세베소 (이탈리아)	농약 제조 공장의 폭발	피부 이상, 염소성 여드름 (인근 주민 12만 명의 피해자 발생)

2-6
일상적으로 접촉할 수 있는 무서운 화학물질

우리의 생활을 좀 더 편리하게 하기 위해 개발한 합성화학물질 중에는 환경호르몬 작용을 하는 위험한 물질들이 있다.

비스페놀 A

폴리카보네이트 수지, 에폭시수지의 원료가 되는 화학물질이다. 폴리카보네이트는 식기나 젖병, CD, 전자 기기에 사용되고, 에폭시수지는 통조림 용기 내부의 코팅제, 도료, 접착제 등에 사용된다. 비스페놀 A는 고온에서 녹아 나오는 성질이 있기 때문에 식기나 젖병, 통조림, 캔 음료 등을 통해 몸속으로 흡수될 위험이 있다.

한때 비스페놀 A를 이용해서 합성 에스트로겐을 생성하려는 시도가 있었을 만큼 비스페놀 A는 에스트로겐과 유사한 작용을 한다. **자궁체암**의 암세포를 증식시키거나 **자궁근종**의 성장을 촉진하는 것으로 알려져 있다. 폴리카보네이트로 만들어진 배양 접시에서 비스페놀 A가 배양액으로 녹아나오자 배양 중이던 인간의 암세포가 활발하게 분열했다는 이야기가 있을 정도다.

2008년 7월 일본의 후생노동성은 임부와 영유아에게 비스페놀 A가 쓰인 플라스틱 젖병을 사용하지 말 것과 통조림 제품의 섭취를 삼갈 것을 당부했다.

비스페놀 A
Bisphenol A
분자량 228.29

CH_3 CH_3

HO — OH

프탈산에스테르

폴리염화비닐로 만드는 장난감, 셀로판, 인조가죽 등에 첨가하는 가소제나 화장품, 래커, 접착제, 염료 등의 휘발제로 사용한다.

프탈산에스테르는 에스트로겐과 유사한 작용을 하는 환경호르몬이다. 태아가 흡입하면 **생식기 장애**나 **발달장애**가 일어날 수 있어 주의를 요하는 물질이다. 의료용 비닐 튜브나 비닐 백에서 프탈산에스테르가 녹아 나온다는 사실이 밝혀지면서 큰 문제가 되었다.

프탈산디메틸에스테르
phthalic acid dimethyl ester
분자량 194.18

노닐페놀

맨 처음 내분비계 장애물질로 밝혀진 화학물질이다. 세제나 샴푸 등에 **합성계면활성제** 성분으로 들어 있다. 그 밖에 세제나 석유제품의 산화방지제로도 널리 이용된다. 에스트로겐 유사 작용을 하는 것으로 추정되며, 유방암 세포의 증식을 촉진하는 것으로 알려져 있다.

스티렌

발포폴리스티렌의 원료이다. 컵라면 용기에서 스티렌이 녹아 나온다는 사실이 신문에 보도되기도 했다. 에스트로겐 유사 작용을 하는 것으로 추정되며, 유방암의 발병에도 관여하는 것으로 알려져 있다.

스티렌
Styrene
분자량 104.15

노닐페놀
Nonylphenol
분자량 215.0

폴리염화바이페닐

미국 오대호 오염을 계기로 알려진 산업폐기물질이다. 오대호 주변의 야생동물과 인근 주민들에게 많은 피해를 입혔다. 일본에서는 1972년에 생산을 중지했다.

폴리염화바이페닐은 다이옥신과 구조가 유사하며 100종류 이상의 이성질체가 존재한다. 에스트로겐의 기능을 방해하는 **항에스트로겐 작용**을 한다. 생분해도가 낮기 때문에(잔류성이 높다) 생산 중지 후 30여 년이 지난 지금도 환경이나 인체, 임부의 태반 등에서 검출되고 있다.

폴리염화바이페닐
Polychlorinated biphenyls(PCBs)

X = H or Cl

구조 중에 포함된 염소(Cl)의 개수나 결합 위치에 따라 이성질체가 다수 존재하며 폴리염화바이페닐은 그 혼합물이다.

DDT〔분자량 354.49〕

유기염소계 살충제이다. 광역살포용으로 다량 사용하면서 세계 곳곳의 야생동물에게 생식 이상이 나타나는 피해가 잇따랐다. 일본에서는 1971년에 판매가 금지됐고 1981년에는 제조·수입·사용을 금지하는 법령이 제정됐다.[**] DDT는 잔류성이 높기 때문에 지금도 토양이나 체내에서 검출되고 있다. 동남아시아 국가 중에는 아직도 DDT를 농약으로 사용하는 곳이 많다.

[**] 우리나라에서는 토양잔류성을 이유로 1969~1971년에 품목을 폐지하였다

2-7
태반을 통해 축적된
금속의 환경호르몬 작용

 광물로서 지구상에 존재하는 금속 중에도 환경호르몬 작용을 나타내는 유해한 금속들이 있다.

납(원자량 207.2)

 지각에 15g/ton의 비율로 존재하는 회청색의 연한 금속이다. 납은 기원전부터 쓰였으며 로마시대에는 상류사회를 중심으로 냄비, 수도관, 컵 등에 널리 사용되었다. 로마시대에 집안의 대가 끊길 만큼 불임, 유산, 사산, 유아사망률이 심각했던 원인이 바로 이 납 때문이라는 주장이 있다.

 납은 독성이 강해서 몸속에 흡수되면 **신경계에 중독 증상**을 일으킨다. 특히 영유아는 납 흡수율이 높다고 한다. 납은 에스트로겐을 비롯한 성호르몬의 기능을 방해하는 환경호르몬으로 보고되고 있으며, 이로 인한 임신율 저하가 우려되고 있다.

카드뮴(원자량 112.41)

카드뮴은 아연 광물에 함유된 금속으로 아연 광물이나 납 광물을 제련하는 과정에서 얻는다. 공업용 원료로 사용하기 때문에 생활용품에도 함유되어 있다. 카드뮴은 환경오염을 일으키는 금속 중 하나로, 일본에서 일어난 악명 높은 공해병인 '이타이이타이병'의 원인 물질로 알려져 있다.

동식물의 체내에 흡수된 카드뮴은 먹이사슬 과정을 거쳐 최종적으로 인간의 몸속에 축적된다. 카드뮴은 쉽게 기화되기 때문에 체내로 흡수되면 폐수종 등의 **호흡기계 증상**이나 구역질, 구토, 복통 등의 **소화기계 증상**의 급성 독성을 나타낼 수 있다. 또한 체내에 장기간 축적되면 호흡기와 신장에 강한 만성 독성이나 발암성을 나타낼 수 있다.

또 **에스트로겐 유사 작용**을 하므로 자궁이나 유선을 자극해 자궁암이나 유방암 등의 **부인병**을 일으키는 원인 물질로 추정되고 있다.

유치에서 검출된 테트라에틸납

테트라에틸납은 본래 가솔린 기관에서 발생하는 노킹 현상을 방지하기 위해 가솔린에 첨가하는 약제로 사용되었다. 몸속에 흡수되면 주로 간에서 트리에틸납으로 변환되어 독성을 나타낸다. 1~5일의 잠복기를 거친 후 두통, 불면, 환각, 망상 등 중추신경 이상 증상이 일어난다. 이 같은 강력한 독성 때문에 환경오염 물질로 규제됐으며 1980년대에는 일본에서 완전히 사라졌다.

테트라에틸납은 이미 30여 년 전에 사용을 금지했지만 도쿄 대학의 요시나가 준(吉永淳) 박사는 1980년대 후반에 태어난 아이들의 유치에서 유연가솔린에 들어 있는 납이 검출됐다고 발표했다. 사용하지 않은 지 오래된 물질이 지금도 발견된다는 사실로 미루어 임산부의 몸에 축적된 납이 태반을 통과하여 태아에게 전해졌거나 모유를 통해 아기에게 옮겨졌을 가능성이 있다.

2-8
태아의 선천적 장애와
'올 오어 논'의 법칙

일본 지바 대학의 모리 치사토(森千里) 교수는 "화학물질에 대한 종래의 조사 연구 방식은 성인을 기준으로 한 것이라서 태아나 영유아에게 미치는 영향이 충분히 검토되지 못하고 있다"고 지적했다. 우리 생활 주변에는 다양한 화학물질이 존재하기 때문에 태아나 영유아에게 미치는 화학물질의 영향과 위험을 조사할 때는 한 종류가 아닌 여러 종류의 화학물질이 일으키는 복합적인 작용(**상가작용****, **상승작용** 또는 **길항작용**)을 고려해야 한다.

20세기 중반까지만 해도 모체의 혈관−태반 관문으로는 영양물질

** **상가작용** 두 가지 이상의 약물을 함께 투여하였을 때, 그 작용이 각 작용의 합과 같은 현상.

외에 다른 화학물질은 전혀 통과하지 못하는 것으로 알려져 있었다. 그러나 1950년대 일본에서 일어난 미나마타병은 그 이론이 잘못된 것임을 입증해주었다. 미나마타병은 메틸수은에 오염된 어류를 먹은 사람들에게 뇌 장애나 신경 장애를 일으킨 공해병이다. 이때 오염된 어류를 먹은 임산부가 낳은 많은 아기들에게서 **선천적 장애**가 나타났다. 그때까지 태아에게 영향을 미치지 않는다고 알고 있던 메틸수은이 태반을 통과하는 화학물질로 밝혀지게 된 것이다.

1960년대에 일어난 탈리도마이드 사건을 계기로 모체의 태반을 통과한 화학물질이 태아에게 얼마나 심각하고 비극적인 영향을 미치는지 알려졌다. 부작용이 없는 비교적 안전한 수면제로 시판되던 탈리도마이드제제를 복용한 임산부가 낳은 아기에게서 선천적인 손발의 기형이 나타난 것이다. 모체에는 거의 해를 주지 않는 탈리도마이드제제가 태아에게는 돌이킬 수 없는 피해를 입혔다.

또한 유산방지제로 이용하던 합성 호르몬제 DES가 태아의 호르몬 작용을 교란하여 태어난 아기에게 생식 이상이 발생한 사건도 있었다. 수정 후 19~37일(임신 2개월 무렵)은 **임계기**(臨界期)[**] 또는 **민감기**라고 하는데, 이때 수정란은 화학물질에 대한 감수성이 매우 높다. 또한 이 시기는 태아의 중추신경, 심장, 소화기, 팔다리 등 중요한 기관이 분화하는 기간이므로 이때 유해화학물질에 노출되면 선천적인 이상

[**] **임계기** 특정 자극에 대한 감수성이 높아지는 시기

등의 치명적인 장애를 갖고 태어날 수 있다.

한편, 수정 후 18일 이내에 유해화학물질의 영향을 받으면 수정란은 유산되거나 아니면 완전히 수복되어 정상 분만에 이른다. 이 현상을 '올 오어 논(All-or-None)의 법칙'이라고 한다.

여러 비극적인 사건을 통해 화학물질은 단순히 태반을 통과하는 데 그치지 않고 모체뿐만 아니라 태아에도 영향을 미치는 것으로 확인되었다. 이처럼 독성이 있는 유해화학물질이 모체의 태반을 통해 태아에게 전해지는 것을 '세대 전달 독성'이라고 부른다. 세대 전달 독성은 유전이 아니라 엄마에게서 아이에게로, 다시 그 아이의 아이에게로, 화학물질의 독성이 몇 대에 걸쳐 이동해가는 것을 말한다.

2-9
뇌발달장애, 신경계 장애로 태어난 아기들

태아의 신경이나 장기 등이 형성되는 임계기에는 여러 종류의 호르몬이 작용한다. 따라서 이 시기에 환경호르몬이 정상적인 호르몬의 작용을 교란한다면 태아에게 다양한 장애가 나타날 수 있다. 환경호르몬은 아니지만 합성 호르몬제인 DES가 인체의 호르몬 작용을 교란해 결국 자녀들에게서 생식기계 암이 다수 발생한 사례도 있다.

미국 오대호 오염 사건을 조사한 결과를 보면 태아기에 PCB에 오염된 어류의 영향을 받은 아기에게서 선천적인 신경계 장애나 뇌 발달장애가 나타난 사례가 있었다고 한다.

붉은털원숭이를 이용한 실험에서는 생후에 직접 다이옥신을 투여한 원숭이보다 다이옥신을 투여한 모체에서 태어난 원숭이에게서 자

표 7 ::: 태아가 화학물질에 노출된 실태

화학물질	검체 수	화학물질의 검출 수 (검출 비율%)	화학물질 농도 (평균치)
다이옥신	20	20(100%)	0.031pg – TEQ/g 습중량
PCB	11	11(100%)	0.107ng/g 습중량
DDT	20	17(85%)	0.006ng/g 습중량
DDE	20	20(100%)	0.225ng/g 습중량
엔도설판**	20	18(90%)	0.035ng/g 습중량
비스페놀 A	20	11(55%)	4.425ng/g 습중량
트리부틸주석	15	15(100%)	1.280ng/g 습중량
카드뮴	11	5(45%)	0.336ng/g 습중량
납	11	11(100%)	17.102ng/g 습중량

DDE는 DDT의 대사(분해)산물   「산부인과의 실제」 52권에서 수정 인용)

호르몬 분비의 비가역적 반응

　성인의 경우 체내에서 호르몬이 분비되지 않으면 조직이 원래 상태로 돌아가게 된다(**가역적 반응**). 이는 호르몬 분비를 조절해서 신체를 안정 상태로 유지하기 때문이다. 그러나 태아나 신생아는 체내에서 호르몬과 수용체가 한 번 결합하면 호르몬이 분비되지 않아도 조직이 원상태로 돌아가지 못하는 경우가 있다(**비가역적 반응**).

　이런 이유로 아기들은 호르몬 분비에 조금만 오차가 생겨도 다양한 장애가 일어날 수 있다. 태반에서 분비되는 호르몬이 지나치게 많거나 분비 시기가 어긋나면 아기 본래의 호르몬 활동이 그 영향을 받아 생식기능이나 장기·기관의 이상, 신경계나 뇌의 장애 같은 비가역적 반응이 나타날 수 있다.

　환경호르몬이 태반을 통과하여 태아로 전해지는 경우에도 이와 마찬가지 사태가 발생할 수 있다.

** **엔도설판** 살충제

궁내막증이 더 많이 발생했다.

다른 일반적인 화학물질과 달리 환경호르몬은 훨씬 적은 용량으로도 영향을 미친다. 반응에는 개인차가 있지만 환경호르몬이 체내에 축적된 모체에서 태어난 아기는 **부인병**이나 **생식기 이상**, **뇌 발달장애**의 소인을 갖고 있을 가능성이 있다.

2-10
모유에 들어 있는 오염물질, 다이옥신

　수유기의 아기들도 화학물질에 민감하기는 마찬가지다. 모유에 포함된 유해한 화학물질의 영향을 받을 수 있다.

　모유에 들어 있는 대표적인 오염물질로 **다이옥신**을 들 수 있다. 10여 년 전 일본인의 모유에서 미국인이나 유럽인들보다 100~200배나 많은 양의 다이옥신이 검출되어 연일 신문에 보도된 적이 있다. 이를 계기로 후생노동성에서는 모유에 들어 있는 다이옥신의 양과 그것이 영유아에게 미치는 영향을 조사·연구하기 시작했다.

　다이옥신 외에도 잔류 농약이나 경피독을 유발하는 유해화학물질들이 모유에서 검출되고 있다. 이들 화학물질이 다이옥신과 복합오염을 일으킬 수 있기 때문에 더욱 위험하다.

분만 후 3~5일째 나오는 모유를 **초유**라고 한다. 초유에 함유된 면역글로불린 A에는 아기의 소화관 내 병원체를 제거하는 **면역항체**가 풍부하다. 그러나 모유의 다이옥신 농도는 초유에서 가장 높고 (30pg/g지방, 1pg는 1조 분의 1g), 이후 점차 감소하여 10개월 후에는 초유에 비해 3분의 2 정도로 줄어든다고 한다.

모유의 중요성은 누구나 잘 알고 있다. 모유는 엄마와 아기의 정신적인 유대를 위해서도 중요하다. 모유를 먹이고 또 먹는 행위는 엄마와 아기가 서로를 강하게 인식하고 안정을 얻는 소중한 체험이다.

현재 모유의 다이옥신 농도는 30년 전보다 대폭 감소했다. 후생노동성의 조사에 따르면 모유 수유아를 대상으로 한 검진 결과에서도 뚜렷한 장애는 발견되지 않았다고 한다. 그러나 모유를 통해 아기에게 옮겨지는 화학물질의 유해 성분은 **세대 전달 독성**의 하나이다. 단순히 모유를 먹이고 먹는 엄마와 아기뿐만 아니라 우리 사회 모두가 그 위험성을 알고 대책을 마련해야 하는 화학물질의 폐해인 것이다.

모유와 다이옥신 <small>(일본 후생노동성 보고)</small>

❶ 모유의 다이옥신 농도는 1973년에서 1999년 사이에 절반 가까이 감소했다.

❷ 엄마가 고령일수록 모유의 다이옥신 농도가 높다.

❸ 폐기물처리장 인근에 거주하는 것과 모유의 다이옥신 농도는 관련성이 없다.

❹ 임신 중 입덧이 심할수록 모유의 다이옥신 농도가 높은 경향이 있다.

❺ 첫째 아이가 둘째나 셋째 아이에 비해 다이옥신에 더 오염되어 있다.

❻ 일반적으로 다이옥신은 포유류의 지방 섭취량과 관련성이 높고, PCB(폴리염화바이페닐)는 어패류의 지방 섭취량과 관련성이 높다.

2-11
세대 전달 독성은 '유전'이 아니라 '전달'되는 것이다

유산방지제인 DES의 영향으로 젊은 나이의 자녀들에게서 생식기 암이 발생한 사건이 있었다. 그 사례에서는 DES의 영향을 받은 자녀의 자녀, 즉 손자 대까지 그 영향이 이어지는 것으로 조사되었다. 원인으로는 모체가 복용한 DES의 영향으로 이미 태아기에 염색체 이상이 일어나 유전자가 변환되었을 것이라는 주장과, 강력한 합성호르몬제인 DES가 태아 시기부터 다량으로 축적되어서 그 아이가 성장하여 임신했을 때 태반을 통해 태아(손자)에게까지 전달됐을 것이라는 주장이 제기되었다.

일본의 세츠난 대학 약학부의 미야타 히데아키(宮田秀明) 교수 연구팀은 최악의 식품 오염 사건이었던 미강유 사건**에서 피해를 입었던 여성의 손자의 탯줄에서 다이옥신이 고농도로 존재하고 있음을 발견했다. 이 사건은 피해자의 2세뿐만 아니라 3세에 이르기까지 악영향이 지속되고 있음을 보여준다. 독성 화학물질이 세대를 이어 대물림되는 **세대 전달 독성**의 위험이 그대로 드러난 사례이다.

세대 전달 독성은 유전에 의한 것이 아니다. 화학물질 자체가 엄마에서 아이로 옮겨지면서 그 독성이나 영향이 모체에서 태아로, 다시 그 태아로 대물림되는 것이다.

건강
시크릿

제초제가 유발한 이상행동

임신 중에 노출된 화학물질이 태아에게 어떠한 영향을 끼치는지를 조사한 실험이 있다. 이 실험에는 필자도 함께 참여했다. 데쿄 대학 의학부의 고(故) 후지이도모코(藤井儔子) 교수는 글루포시네이트 암모늄(품목 명 바스타Basta)의 독성을 알아보기 위해 레트를 이용해 실험을 했다. 글루포시네이트 암모늄은 골프장에서 많이 사용하는 제초제이다.

임신한 쥐에게 글루포시네이트 암모늄을 투여한 결과, 태어난 새끼는 흥분해서 서로 물어뜯는 이상행동을 보였다. 일반 쥐의 새끼에서는 나타나지 않는 행동이다. 게다가 투여량은 치사량의 수십 분의 일에 불과한 소량이었다.

그것과 동일한 양의 글루포시네이트를 수컷 쥐에게 투여했으나 이상행동은 나타나지 않았다. 그러나 고농도의 글루포시네이트를 투여하자 수컷 쥐는 조그만 자극에도 흉폭해지며 서로 물어뜯기 시작했다. 어느 한쪽이 거의 죽을 때까지 계속 물어뜯기도 했다. 공조 시설에서 불어오는 바람만 닿아도 우리 안에서 미친 듯이 날뛰었고 손으로 잡고 검사를 하려면 심하게 물어뜯었다. 쥐의 심한 이상행동에 공포심마저 들 정도였다.

이러한 현상은 제초제의 독성이 중추신경을 자극하여 나타나는 이상행동으로 보인다. 화학물질의 독성은 태아기에는 저농도에서, 성장 후에는 고농도에서 중추신경에 자극을 주는 것으로 밝혀졌다.

** **미강유 사건** 1968년 일본 후쿠오카 현을 중심으로 PCB가 혼입된 미강유(가열 과정에서 다이옥신이 발생)를 섭취한 사람들에게서 안면 색소침착 등의 피부 이상을 비롯한 건강 장애가 일어난 사건

2-12
독성이 유발하는
다양한 건강장애들

　화학물질의 세대 전달 독성, 특히 환경호르몬이 관여하는 것으로 의심되는 건강 장애들은 인류의 존망이 걸린 심각한 문제인데 원인 물질을 명확하게 밝혀내기가 힘들다.

　다이옥신, PCB, DDT처럼 유해성을 실제로 검증한 화학물질에 의한 오염은 점차 줄어드는 반면 새로운 유해화학물질이 발견되었다는 보고는 끊이지 않고 있다.

　남자 아이들에게서 많이 나타나는 선천적인 생식기 이상에 **요도하열**과 **정류고환**이 있다. 요도하열은 요도 입구가 음경 끝 부분에 위치하지 않고 아래쪽에 있는 것을 말한다. 정류고환은 태아기에 음낭까지 내려오는 고환이 내려오지 않은 상태를 말한다. 두 가지 생식기 이상 모두 성 분화 시기에 환경호르몬에 노출된 것이 원인이다.

요도하열은 매년 발생률이 증가하고 있다. 정류고환도 마찬가지다. 그 밖에 자궁근종이나 자궁내막증 등의 부인병, 젊은 여성의 유방암이나 난소암 발생률도 증가하고 있다. 이들 질병은 자칫 불임으로 이어질 수 있기 때문에 매우 심각하다. **세대 전달 독성**이 그 원인으로 의심된다.

환경호르몬은 면역 기능에 이상을 초래할 수 있다. 선천적으로 알레르기질환이나 아토피피부염이 있는 아이들은 면역 기능에도 이상이 있는 것으로 알려져 있다. 그렇다면 이러한 질병이 증가하는 원인 역시 세대 전달 독성에서 찾을 수 있다.

태아 및 생후 6개월이 지나지 않은 영유아는 혈관–뇌 관문이 아직 완성되어 있지 않다. 아기들이 뇌에 이상을 일으키기 쉬운 이유는 몸 밖에서 침입하는 이물질이나 유해화학물질, 환경호르몬의 영향을 뇌가 그대로 받아들이기 때문이다.

태아의 뇌에 미치는 세대 전달 독성은 광범위한 질병으로 나타날 수 있다. **신경계 장애, 뇌의 발육장애, 주의력결핍과잉행동장애(ADHD), 학습장애(LD), 자폐증, 정서장애** 등이다. 최근 들어 증가하고 있는 질병들 역시 세대 전달 독성과 관련이 있다고 보고 있다.

표 8 :::: 세대 전달 독성의 영향으로 의심되는 건강 장애

뇌에 나타나는 장애 신경계 장애, 뇌의 발달장애, 자폐증, 주의력결핍과잉행동장애, 정서장애, 학습장애, 지능지수(IQ)의 저하 등
신체 이상 장기나 기관의 일부에 이상이나 변이가 발생한다.
생식기 이상 생식기 발육부전, 정자 수 감소, 정자의 이상, 난자의 이상, 요도하열, 정류고환 등
생식기에 나타나는 선천적 병인 정소암, 전립선암, 자궁암, 난소암, 유방암, 자궁내막증, 불임증 등의 선천적 병인
면역 기능 이상 알레르기질환, 아토피피부염, 기관지천식

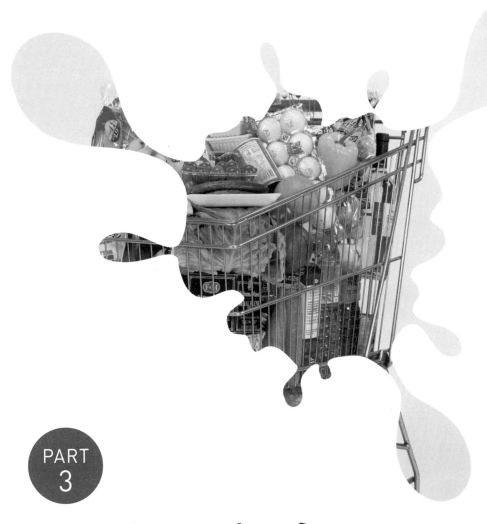

발육장애를 일으키는
식품 속 화학물질

화학조미료, 가공식품, 첨가물, 기름이 우리 몸에 남기는 독성

3-1
간이 모든 독성을
해독할 수 있는 건 아니다

식품의 안전성을 우려하는 목소리가 그 어느 때보다도 높다. 화학물질의 유해성을 생각할 때 가장 먼저 걱정되는 것은 우리가 먹고 마시는 음식물이다. 입은 신체에서 물질을 직접 받아들이는 곳이다. 그런데 그 입으로 독성이 있는 화학물질을 먹고 삼킨다면 이는 엄청난 공포다.

식품에는 인간이 살아가기 위해 필요한 영양소뿐만 아니라 신체에 불필요한 화학물질도 많이 함유되어 있다. 인간의 몸은 본래 식품 속의 필요한 화학물질과 그렇지 않은 화학물질을 구분한다. 또한 불필요한 물질을 무해한 물질로 바꾸거나 소변이나 대변을 통해 몸 밖으로 배출하는 해독 기능을 갖추고 있다.

흡수한 음식물의 영양소를 신체가 이용하기 쉽도록 화학물질로 분해하거나 불필요한 물질을 무해한 것으로 전환하는 작용을 **대사**라고 한다. 대사 작용에서 가장 큰 역할을 하는 것이 간이다. 입으로 음식물이 들어오면 소장에서 영양소를 소화·흡수한 뒤 대부분의 영양소를 간으로 보낸다. 즉 맨 먼저 간에서 대사가 되는 것이다. 이를 **초회통과효과**(初回通過效果, 몸속에 들어온 약물이 순환계에 들어가기 전에 대사되는 현상)라고 한다.

인체에 흡수된 화학물질의 무려 90% 이상이 대사 작용에 의해 독성이 분해된다. 이는 인간이 본래부터 갖추고 있는 방어 기능인 셈이다. 그러나 해독 작용에도 한계가 있다. 독성이 강한 화학물질을 다량으로 흡수하거나 소량이라도 장기간 지속해서 흡수하면 건강을 해치고 심하면 생명을 잃기도 한다.

야채, 곡물, 어패류, 육류는 저마다 가진 독성이 있다. 과식이 질병을 초래하듯 영양소도 때로 독이 될 수 있다. 게다가 생산성을 높인다는 명목으로 과다하게 사용한 **합성비료**나 **합성사료**, **호르몬제**, **농약** 등의 성분이 식품에 잔류하는 경우도 있다. 그뿐만이 아니다. 화학적으로 합성한 조미료나 가공식품의 보존료와 착색제 등의 **식품첨가물**까지 사용하고 있다.

이 장에서는 식품 고유의 성분이 아닌 화학물질과 굳이 섭취할 필요가 없는 화학물질을 중심으로 그 유해성을 설명한다. 물론 이러한 화학물질들이 모두 독은 아니다. 그러나 그것을 어떻게 섭취하느냐에 따라 독이 될 수도 있다.

중요한 것은 식품에 어떤 화학물질이 들어 있고, 그것이 건강에 어떠한 해를 미치는지를 아는 것이다. 또한 독성이 강한 식품은 무엇이고 어떤 점에 주의해야 하는지도 알아야 한다.

식품 안전은 스스로의 선택에 달려 있다. 안전한 식생활을 위해서는 유해화학물질에 대한 바르고 정확한 지식을 갖추어야 하며, 영양을 고루 갖춘 식사를 통해 유해화학물질에 지지 않는 건강한 몸을 만들어야 한다.

3-2
알고는 먹지 못하는 식품 속 화학물질

여기서는 식품 속 화학물질을 아래와 같이 크게 세 가지로 나누어 설명한다. 이 세 가지 외에도 채소나 과일에 잔류하는 농약, 어패류에 축적되는 오염물질, 육류에 사용되는 합성사료나 성장호르몬제 등이 있는데, 이에 대해서는 나중에 설명하기로 한다.

식품첨가물

식품첨가물** 은 식품을 제조 · 가공 · 보존하는 과정에서 첨가하는

** **식품첨가물** 우리나라 식품위생법에서 '식품첨가물'이란 식품을 제조 · 가공 또는 보존하는 과정에서 식품에 넣거나 섞는 물질 또는 식품을 적시기 위해 사용하는 물질 등을 말한다. 이 경우 기구(器具) · 용기 · 포장을 살균 · 소독하는 데 사용하여 간접적으로 식품으로 옮아갈 수 있는 물질까지 포함한다.

화학물질이다. 식품의 맛, 향, 외양을 좋게 하는 것이나 식품의 보존성을 높이는 것, 식품을 제조하는 데 필요한 것, 식품의 영양을 보충하는 것 등이 있다.

식품첨가물은 **식품위생법**에 따라 안전성이 확인된 것만 사용하도록 규제하고 있다. 그러나 식품첨가물도 인체에는 어디까지나 합성화학물질이다. 반복 섭취하면 독성이 쌓여 만성화될 위험이 있다.

특히 국내의 식품 관련 규정의 적용을 받지 않는 수입식품 중에는 위험한 식품첨가물을 사용한 것도 있다. 얼마 전에는 유해한 물질이 들어 있는 중국산 수입 식품이 사회적 이슈가 되기도 했다.

식품첨가물에는 화학적으로 합성하여 만든 **합성첨가물**과 천연 재료를 가공한 **천연첨가물**이 있다. 합성첨가물은 인체에 독성이 남기 쉬운 특성이 있다. 그러나 천연첨가물 중에도 알레르기 반응을 일으키거나 독성이 강한 것이 있다. 천연이라고 무조건 안심할 수는 없다.

식품에 생기는 곰팡이, 세균, 바이러스

조리 후 시간이 지나면 식품에 곰팡이가 피거나 부패하기도 한다. 곰팡이(진균), 세균, 바이러스 등의 **미생물**이 식품을 변질시키기 때문이다. 이때 미생물 자체의 독성이나 변질된 식품의 독성이 건강에 해를 끼칠 수 있다. 이에 관한 자세한 내용은 나중에 살펴보기로 한다.

식품 고유의 독성 물질

식재료로 이용하는 식물이나 동물 중에는 자연에서 살아남기 위한 방편으로 독을 가진 것이 있다. 복어의 내장과 난소에 함유된 테트로도톡신(tetrodotoxin)이 대표적이다. 극미량으로 사람의 목숨도 앗아갈 만큼 독성이 강력하다. 식물 중에도 곤충이나 작은 동물에게 먹히지 않기 위해 독을 가진 것들이 있다.

환경(대기)으로 방출된 유해한 화학물질도 식재료를 오염시킨다. 오염된 바다나 강에 서식하는 어패류에 수은이나 주석(탄소족 원소의 하나) 같은 유해한 화학물질이 축적되면 그것을 먹은 사람의 건강에도 악영향이 미칠 수 있다.

3-3
석유를 원료로 한
화학조미료의 마술

　'단맛', '신맛', '매운맛'과 같은 기본적인 맛 외에 '감칠맛'이라는 것이 있다. 감칠맛 성분을 과학적으로 분석하여 화학반응만으로 인공적으로 만든 것이 **화학조미료**다.

　개발 당시에는 석유를 이용하여 다시마의 감칠맛 성분인 '글루탐산나트륨(MSG, monosodium glutamate)'을 제조했다. 석유를 원료로 만든 것을 먹었다는 사실이 놀랍다. 그 후 화학조미료는 당밀(糖蜜)을 원료로 생산하고 있다.

　화학조미료는 국물을 내는 분말 육수를 비롯한 대부분의 가공식품에 사용되고 있다. 소스나 양념액, 절임 식품, 레토르트식품, 과자 등에는 거의 다 화학조미료가 들어가 있다고 봐도 된다.

가공식품에는 의무적으로 원재료 명을 표시해야 한다. 그러나 화학조미료를 사용했어도 '화학조미료'라고 표기하는 경우는 드물다. 대부분 '**조미료**(아미노산 등)'라고 표기하고 있다.

가공식품의 원료로 다시 가공식품(절임액 등)을 사용할 경우 그 가공식품에 들어 있는 식품첨가물은 표기할 의무가 없다. 그러나 최종 완제품에는 분명히 그 식품첨가물이 들어 있다. 이러한 현상을 캐리오버(carry-over)**라는 용어로 표현한다. 그러므로 우리는 제품에 표기된 함량보다 훨씬 더 많은 양의 화학조미료를 섭취하고 있을지도 모른다.

화학조미료를 둘러싼 어두운 소문들은 여전히 끊이지 않는다. 다량 섭취하면 두통이나 얼굴이 달아오르는 '**중국 음식점 증후군**'**이 일어날 수 있다거나 화학조미료가 신경에 작용하여 **미각 장애**를 일으킨다는 주장도 있다. 또 태아나 영유아가 섭취하면 **발육 장애**가 나타나기도 한다. 여기에 화학조미료의 원료가 당밀이라고 해도 제조 과정에서 많은 화학약품이 사용되는 경우가 있다.

이러한 소문이나 추측을 가라앉히기 위해 다양한 기관에서 화학조미료의 안전성을 검증하고 있다. 현재로서는 건강에 해를 미치는 유

** **캐리오버** 특정 성분을 함유한 식품이 반제품의 형태로 다른 식품의 원료로 사용될 경우 그 특정 성분이 최종 완제품으로 옮겨 가는 현상

** **중국 음식점 증후군**(Chinese Restaurant Syndrome) 중국 음식을 먹은 후 가슴 압박감, 얼굴 경직, 복통, 메스꺼움 등의 증상이 나타나는 현상으로, 중국 음식에 많이 들어간 화학조미료 때문에 생기는 현상

표 9 ::: **화학조미료의 종류**

아미노산계	글루탐산나트륨(다시마의 감칠맛)
핵산계	이노신산나트륨(가다랑어포의 감칠맛) 구아닐산나트륨(표고버섯의 감칠맛)
유기산계	호박산나트륨(조개의 감칠맛)

해한 작용은 거의 없는 것으로 알려져 있다. 그러나 화학조미료가 화학적인 방법으로 만들어진 물질이라는 사실에는 변함이 없다. 좀 더 직접적으로 말하면 아무리 유해한 작용이 없다고 해도 '많이 먹어도 된다'는 의미는 아니다.

3-4
가공식품에 넣는 색소, 발색제, 표백제가 염색체 이상을 일으킨다

식품은 맛 못지않게 겉보기도 중요하다. 맛깔스럽게 보이는 선명한 색이 식욕을 돋우고 식재료의 신선도나 음식의 질을 따질 때도 맛을 보기 전에 먼저 눈으로 확인한다.

식품을 구입할 때도 마찬가지다. 되도록 보기 좋은 것을 고른다. 소비자의 이러한 성향을 놓칠 리 없는 판매자들은 좀 더 먹음직스럽고 깔끔하게 보이기 위해 식품에 착색료를 사용한다. 그 식품에 본래 없는 색을 입히거나 가공 과정에서 변색되어 볼품없어진 식품에 화학물질을 이용해서 선명한 색을 낸다.

착색료에는 **천연색소**와 **합성색소**, 천연색소 성분을 화학적으로 합성하여 만든 **합성천연색소**가 있다. 천연색소는 식물이나 동물(벌레의 색소를 이용하는 경우도 있다)에서 추출한 색소이고, 합성색소는 석유를 원료로 하여 화학적으로 합성한 색소다. 합성색소는 타르색소라고 불리는데 그중에는 발암물질도 있다.

식품의 변색을 방지하기 위해 **표백제**를 첨가하는 경우도 있다. 표백제는 위장장애를 일으키거나 간이나 신장을 손상시킬 수 있다. **발색제**는 햄, 소시지, 명란젓, 연어알젓 등의 붉은색이 선명하게 나오도록 첨가하는 화학물질이다. 발색제는 암을 유발하며 메트헤모글로빈혈증**이라는 중독 증상을 일으키는 것으로 알려져 있다.

천연색소

먹을거리에 대한 불신과 불안이 커지면서 천연색소 이용률이 높아지고 있다. 천연색소는 합성색소보다 발색 효과가 떨어지고 가격이 비싸다는 단점이 있다. 또한 체질에 따라서는 천연색소로도 알레르기 반응이 일어날 수 있다.

천연색소인 꼭두서니 색소가 신장암을 유발하는 것으로 확인됨에 따라 일본, 한국, 미국, EU에서는 사용이 금지되고 있다.**

** **메트헤모글로빈혈증** 질산염을 과다하게 섭취하거나 유전적인 장애 등으로 혈액 속 헤모글로빈의 철이 산화돼 산소와 정상적으로 결합이 이루어지지 않는 상태

** 우리나라도 2004년 7월에 식품첨가물에서 꼭두서니 색소 품목의 지정을 취소하였다

표 10 ::: **천연색소의 종류**

안토시아닌	포도, 딸기, 라즈베리, 블루베리, 크렌베리, 사과, 장미, 고구마 등에서 얻는 빨강, 파랑, 보라 색소. 식품의 착색료로 사용한다.
베타닌	적무, 선인장 열매, 자리공, 부겐빌레아**나 맨드라미 꽃에서 얻는 색소. 과자류, 아이스크림, 요구르트, 드레싱 등의 착색료로 사용한다. 빛과 열에 약해서 쉽게 퇴색된다.
엽록소	녹색을 강하게 나타내기 위해 수입 가공 야채 등에 사용한다.
코치닐 색소	선인장 등에 기생하는 연지벌레에서 추출한 붉은 색소. 청량음료, 아이스크림, 과자류, 햄, 소시지 등에 사용한다.
꼭두서니 색소	꼭두서닛과 꼭두서니의 뿌리에서 추출한 색소. 햄, 소시지, 가마보코**, 과자류, 청량음료, 면류, 잼 등에 사용한다.

합성천연색소

천연색소와 동일한 성분을 화학적으로 합성하여 만든 색소다. 천연색소에 비해 제조 비용이 저렴하다. 베타카로틴이나 비타민 B_2(리보플라빈) 등이 있다.

합성색소(타르색소)

화학적으로 합성하여 생산하기 때문에 대량의 식품을 착색하는 데 사용한다. 합성색소는 암을 유발하거나 염색체 이상을 일으키는 등 인체에 미치는 유해성이 큰 것으로 지적되고 있다.

특히 아이들이 즐겨 먹는 아이스캔디나 체리 통조림 등에도 사용하

** **부겐빌레아** 분꽃과의 열대 관목
** **가마보코** 으깬 생선살을 조미하여 직사각형 나무판에 반달 모양으로 쌓아 찐 식품

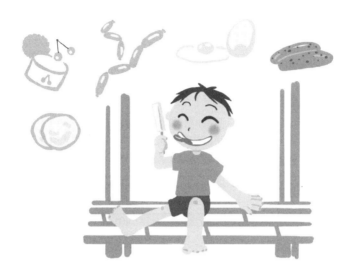

아이들이 먹는 아이스크림에 들어 있는 합성색소는 암을 유발하거나 염색체 이상을 일으키기도 한다

기 때문에 매우 광범위한 대상에게 유해성을 미칠 수 있다. 일본에서는 다음의 12품목을 식용으로 허용하고 있다(황색 4호, 황색 5호, 청색 1호, 청색 2호, 적색 102호, 적색 104호, 적색 105호, 적색 106호, 적색 2호, 적색 3호, 적색 40호, 녹색 3호).** 합성색소 사용에 대한 규정은 나라마다 다르기 때문에 수입 식품에는 더욱 독성이 높은 착색료가 들어 있을 수도 있다.

** 우리나라 식품첨가물공전에서는 화학적 첨가물로서 적색 2, 3, 40, 102호, 청색 1, 2호, 녹색 3호, 황색 4, 5호의 9종과 이들 색소의 알루미늄레이크 7종(적색 3, 102호 제외)을 허용하고 있다

발색제

햄, 소시지, 베이컨, 명란젓 등의 붉은색을 유지하기 위해 첨가한다. 식품에 사용하는 것은 아질산나트륨, 질산칼륨, 질산나트륨의 세 종류의 화학물질이다. 이들 발색제는 혈액 속의 붉은 색소를 고정시키는 작용을 한다.

특히 아질산나트륨은 독성이 강해서 몸속에서 니트로소아민(nitrosoamine)이라는 발암물질을 만들어낸다. 한번에 다량 섭취할 경우 혈액 속에서 산소가 결핍되는 메트헤모글로빈혈증이 일어날 수 있다.

표백제

식품의 변색을 막기 위해 사용한다. 잘라서 파는 야채나 달걀, 머위, 과일류 등을 가공하는 과정에서 아염소산나트륨을 사용하며, 박고지, 말린 과일, 과실주, 깐 새우 등에도 아황산나트륨이라는 화학물질을 첨가하기도 한다. 위장장애를 일으키며 간이나 신장을 손상시킬 수 있다.

3-5
장점만 가지고 있다는
인공감미료의 실상

식품에 단맛을 내는 설탕을 지나치게 섭취하면 비만이나 당뇨병, 충치의 원인이 된다. 이런 이유로 설탕 대신 넣는 것이 **인공감미료**다. 열량이 거의 없다는 이유로 다이어트에 도움이 된다고 하여 저열량 식품 등에 많이 사용한다.

인공감미료는 일반적으로 설탕보다 단맛이 강하기 때문에 조금만 넣어도 충분히 단맛을 낼 수 있다. 몇 가지 인공감미료를 섞어서 첨가한 경우에는 씁쓸한 뒷맛이 남기도 한다.

화학적으로 합성하여 만든 인공감미료에는 아세설팜칼륨, 아스파탐, 자일리톨, 글리실리진산이나트륨, 사카린나트륨, 수크랄로스 등이 있다.

아스파탐

아스파탐은 아스파라긴산과 페닐알라닌이라는 두 종류의 아미노산이 결합한 화학물질이다. 설탕보다 약 180배나 강한 단맛을 낸다고 한다. 몸속으로 흡수되면 아스파라긴산, 페닐알라닌, 메탄올로 분해되어 나중에 몸 밖으로 배출된다.

그러나 **페닐케톤뇨증**** 이 있는 사람은 페닐알라닌을 제대로 분해하지 못하기 때문에 아스파탐을 섭취하면 안 된다. 또한 임신 중에 아스파탐을 다량으로 섭취하면 태어나는 아기에게 페닐케톤뇨증이 나타날 위험이 있다.

사카린나트륨

사카린나트륨은 방부제나 보존제로 사용했던 식품첨가물인데, 단맛이 설탕보다 200~700배나 강한 것으로 알려지면서 인공감미료로 쓰이게 되었다. 쓴맛이 나는 경우가 있어 아스파탐과 혼합하여 첨가하기도 한다.

다량으로 섭취하면 며칠 내에 식욕부진, 메스꺼움, 구토, 설사 등의 **위장장애**가 일어난다. 동물실험에서는 장기간 지속해서 섭취할 경우 **방광암**을 일으키는 것으로 밝혀졌다. 단맛이 매우 강하기 때문에 매일 다량으로 섭취하는 일은 드물겠지만 그렇다고 인체에 무해하

** **페닐케톤뇨증** 단백질 속에 약 2~5% 함유된 페닐알라닌을 분해하는 효소의 결핍으로 페닐알라닌이 몸 속에 쌓여 경련 및 발달장애를 일으키는 상염색체성 유전 대사 질환

다고 단정하기는 어렵다.

자일리톨

자작나무 등의 수목에서 추출한 성분을 화학적으로 합성하여 만든 인공감미료이다. 충치를 예방하는 데 도움이 된다고 하여 추잉검 등에 사용하고 있으며 기능성 원료로 인정을 받았다.

인간에게는 유해성이 거의 없고 열량이 낮으며 충치를 예방한다는 장점을 내세우고 있지만, 개가 섭취하면 혈당치가 급속히 떨어지거나 간 기능에 장애가 일어나는 것으로 알려져 있다.

3-6
산화방지제와 보존료가
인체에 미치는 해악

식품이 공기 중의 산소에 의해 산화되면 색이 변하거나 신맛이 난다. 특히 기름이나 지방분이 산화되면 유해한 화학물질이 발생하기도 한다. 이를 막기 위해 첨가하는 것이 산화방지제이다.

식품에 박테리아 등의 미생물이 번식하면 부패가 일어난다. 그러한 미생물의 번식을 억제하여 식품의 부패를 막기 위해 첨가하는 것이 보존료이다. 보존료는 살균제가 아니기 때문에 미생물을 죽이는 작용은 하지 않는다.

가공식품에 들어가는 산화방지제와 보존료는 모두 식품위생을 위해 불가피하게 사용하는 식품첨가물이다. 문제는 이들 첨가물에 때로 암을 유발하거나 환경호르몬 작용을 하는 것으로 의심되는 화학물질이

들어 있는 데 있다.

L-아스코르브산(비타민C)-산화방지제

비타민C에는 식품의 산화를 막는 작용이 있어 절임류, 반찬류, 청량음료 등에 사용한다. 또한 비타민C를 강화하는 목적으로 첨가하기도 한다.

토코페롤(비타민E)-산화방지제

비타민E에는 유지의 산화를 막는 작용이 있어 버터, 마가린, 과자류 등에 사용한다. 식물의 종자 같은 천연원료를 사용하여 만들기도 하지만 일반적으로는 화학적으로 합성하여 만든다.

토코페롤
분자량 430.70

BHA
분자량 180.24

L-아스코르브산
분자량 176.12

뷰틸하이드록시아니솔(BHA) - 산화방지제

두 가지 화학물질을 합성하여 만든다. 유지의 산화를 막기 위해 버터, 마가린, 어패류의 가공품 등에 사용한다. **암과 알레르기를 유발하고 환경호르몬 작용을 하는** 등의 유해성이 의심되고 있다.

뷰틸레이트하이드록시톨루엔(BHT) - 산화방지제

유지의 산화를 방지하는 효과와 안정성은 우수하지만 **피부염, 과민증, 발암성, 변이원성, 탈모** 등의 유해성이 지적되면서 식품에 첨가하는 일은 줄어들었다. 그러나 화장품에는 여전히 사용하고 있어 경피독이 우려된다.

안식향산나트륨
분자량 140.10

BHT
분자량 220.35

메틸파라벤
분자량 152.15

안식향산나트륨(안식향산Na · 안식향산) - 보존료

안식향산은 본래 주로 쪽동백나무의 수액에서 채취하던 물질이다. 미생물의 번식을 막는 작용이 있어 간장, 마가린, 잼류, 청량음료 등 많은 가공식품에 사용하고 있다. **알레르기를 유발**하거나 **위장장애**, **운동장애**를 일으킬 위험이 있다.

파라옥시안식향산에틸(파라벤) - 보존료

미생물의 번식을 억제하며 죽이는 작용이 있어 간장, 소스, 양념액, 청량음료 등에 사용한다. 과잉 섭취하면 **알레르기**, **메스꺼움**, **발열**, **폐렴**, **간염**, **유전자 이상**, **메트헤모글로빈혈증** 등이 일어날 위험이 있다.

소르빈산 - 보존료

소르빈산은 본래 마가목이라는 나무의 덜 익은 열매에서 추출하던 물질이다. 미생물의 번식을 억제하는 작용은 그다지 강하지 않지만 곰팡이나 세균 등 다양한 미생물에 작용하기 때문에 많은 가공식품에

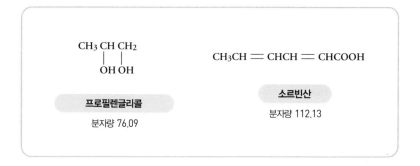

$$CH_3\ CH\ CH_2$$
$$|\quad\ |$$
$$OH\ OH$$

프로필렌글리콜

분자량 76.09

$$CH_3CH = CHCH = CHCOOH$$

소르빈산

분자량 112.13

사용한다. 과잉 섭취하면 **알레르기, 유전자 이상**이 일어날 위험이 있으며, 발색제로 사용하는 아초산과 반응하여 **발암물질**을 만들어내는 것으로 확인되었다.

프로필렌글리콜 – 보존료

미생물의 번식을 억제하는 작용이 있어 보존료로 사용한다. 또한 유화 작용과 보습 작용이 있어 생면 등을 제조하는 과정에서 첨가한다. 암을 유발하고 유전자 이상, 간 기능 장애, 신 기능 장애 등의 유해성이 있는 것으로 의심되고 있다.

3-7
예부터 써온 식품첨가물도
모두 안전하지는 않다

식품첨가물 중에는 가공식품을 제조하는 과정에서 어쩔 수 없이 사용할 수밖에 없는 화학물질도 있다. 예를 들어 두부를 만들 때 사용하는 간수나 중화면을 가공하는 데 이용하는 면류 첨가 알칼리제 등은 예부터 써온 첨가물들이다.

가공에 필요한 효과를 내기 위해 보통은 여러 종류의 화학물질을 함께 사용한다. 이 때문에 식품 성분표에는 사용한 화학물질을 하나하나 명기하지 않고 일괄적으로 표시하는 경우가 많다. 문제는 그중에 인체에 유해한 화학물질이 포함되어 있다는 사실이다.

두부 응고제(간수)

두유를 굳혀서 두부로 만드는 데 사용하는 첨가물이다. 염화칼슘 등의 염화물, 황산칼슘 등의 황산염, 글루코노델타락톤 등의 락톤류 같은 화학물질이 함유되어 있다.

면류 첨가 알칼리제

중화면이나 만두피를 만들 때 사용하는 첨가물이다. 탄산칼륨, 탄산나트륨, 인산수소이나트륨, 피로인산사나트륨 등의 화학물질로 이루어져 있다. 알칼리성이 밀가루의 글루텐에 작용하여 쫄깃하고 탄력 있는 특유의 식감을 만들어낸다. 밀가루에 노른잣빛을 내기도 한다. 면류 첨가 알칼리제는 **위장장애**를 일으킬 수 있는 것으로 알려져 있다.

제빵개량제

반죽 개량제 또는 이스트 푸드라고도 하며 빵의 부피를 부풀리기 위해 첨가한다. 염화암모늄, 탄산칼륨, 인산염, 브롬산칼륨 등의 화학물질을 혼합해서 사용한다.

시판되는 대부분의 빵에 들어가며 그 유해성이 크게 우려된다. 특히 인산염은 **칼슘 부족**이나 **철분 부족**을 일으키고 브롬산칼륨은 **발암물질**로 의심되고 있다.

결착제

냉동했을 때 단백질이 변성되거나 해동했을 때 반죽이 질어지지 않도록 햄이나 소시지, 반죽 제품, 면류 등에 사용한다. 인산수소나트륨이나 인산이칼륨 등의 인산류와 폴리인산나트륨이나 메타인산나트륨 등의 화학물질이 함유되어 있다.

인산은 우리 몸에 필요한 미네랄이지만 현대인의 식생활에서는 오히려 지나치게 많이 섭취되는 성분이다. 인산의 과다 섭취는 **칼슘 부족**이나 **철분 부족** 등 인체에 다양한 해를 끼친다.

증점안정제

식품의 점도를 높이거나 액체로 된 재료를 굳히기 위해 사용하는 첨가제이다. 점도를 증가시키는 것을 '증점제'라고 하고, 액체를 굳혀서 젤리 상태로 만드는 것을 '겔 형성제'라고 한다. 또한 점도를 높여 식품의 성분을 균일하게 안정시키는 첨가제도 있는데 이를 '안정제'라고 부른다.

유화제

본래 서로 섞이지 않는 물과 기름을 균일하게 혼합하기 위해 사용하는 첨가제다. 아이스크림이나 마가린처럼 유화제가 없으면 만들 수 없는 식품도 많기 때문에 다양한 식품에 쓰이고 있다. 유화제는 식품의 안정제나 보존제로 이용하기도 한다.

유화제 중에는 **암, 알레르기, 태아에게 선천적 이상** 등을 유발하는 것으로 의심되는 것이 있다.

표 11 ::: 증점안정제의 종류

캐라지난(가공 유케마Eucheuma 조류藻類, 정제 캐라지난, 유케마 조말藻末)
해초에서 얻는 성분으로 액체를 젤리 상태로 굳힌다. 젤리, 푸딩, 잼, 아이스크림 등에 사용된다. 강한 독성은 없으나 위장장애를 일으킨다는 보고가 있다.
카복시메틸셀룰로스나트륨(CMC)
식물의 섬유 성분인 셀룰로스를 화학적으로 합성하여 만든 첨가제이다. 청량음료, 아이스크림, 양념액 등에 쓰이며 식품에 점성을 준다.
펙틴
감귤류나 사과 껍질에 많이 함유된 성분으로 마멀레이드나 잼의 점성은 이 펙틴의 작용에 의한 것이다. 많은 식품에 겔 형성제로 이용한다.

표 12 ::: 유화제의 종류

글리세린지방산에스테르(글리세린에스테르)
유지와 글리세린을 합성하여 만드는 첨가제이다. 마가린, 유제품, 과자류 등에 쓰인다. 발암물질로 의심되고 있으며 동물실험에서는 간이나 신장에 악영향을 끼치는 것으로 보고되었다.
자당지방산에스테르(자당에스테르)
자당과 유지가 원료이다. 비교적 안전성이 높다고 하여 마가린, 유제품, 인스턴트 라면, 과자류 등 많은 식품에 사용하고 있다. 임신 중에 다량으로 섭취하면 태아에게 선천성 이상이 일어날 위험이 있다.
사포닌(퀼라야quillaia 추출물, 대두 사포닌, 차 종자 사포닌)
대두 등의 특정 식물에 함유된 성분으로 유화 작용을 한다. 천연 성분이므로 안전성은 높지만 체질에 따라서는 알레르기 반응이 일어날 수 있다.
레시틴(대두 레시틴, 난황 레시틴)
대두 또는 난황에 함유되어 있으며 마요네즈를 유화하는 데 사용하다. 레시틴은 치매를 예방하는 효과가 있는 것으로 알려져 있다. 혈중 콜레스테롤 수치를 낮추는 작용이 있어 건강기능식품으로도 이용하고 있다. 그러나 체질에 따라서는 알레르기 반응이 일어날 수 있다.

3-8
좋은 곰팡이와 나쁜 곰팡이를
구분할 줄 아는 지혜

곰팡이가 핀 음식은 생각만 해도 오싹하다. 그러나 곰팡이나 세균의 작용으로 감칠맛을 내고 보존성을 높이는 경우도 있다. 이를 **발효**라고 한다. 오랜 역사를 가진 인류의 지혜로운 식품 가공법이다.

간장, 미소된장, 술 등을 만들 때 활약하는 것이 '누룩곰팡이'이다. 누룩곰팡이의 발효로 쌀의 전분이나 콩의 단백질 등을 분해하는 효소가 작용하게 된다.

누룩곰팡이의 발효가 진행되면 다음은 '효모균'이라는 곰팡이가 작용한다. 주류의 알코올 발효도 이 효모균이 일으키는 것이다. 효모균은 산소가 적은 환경에서는 알코올 발효를 일으키고, 산소가 충분하면 아미노산이나 비타민 등을 생성하여 식품의 감칠맛과 영양을 높인다.

표 13 ::: **곰팡이 독의 종류**

아플라톡신	누룩곰팡이가 만드는 곰팡이 독. 땅콩, 옥수수, 보리, 쌀, 메밀 등에 생긴다. 간 장애를 일으키는 강한 독성이 있으며 암을 유발하는 것으로 확인되었다. 알칼리 환경에 약하고 열에 강하다.
루테오스키린	쌀 등에 피는 푸른곰팡이가 만드는 곰팡이 독. 황색 색소를 발생시키기 때문에 쌀이 누렇게 변색된다. 간에 독성으로 작용하고 암을 유발한다.
오크라톡신	토양이나 곡류에서 번식하는 누룩곰팡이나 푸른곰팡이 등이 만드는 곰팡이 독. 드물게 햄이나 소시지, 커피 등에서 검출되기도 한다. 간이나 신장에 독성으로 작용하고 만성 독성에 의해 신장암을 유발하는 것으로 알려져 있다.
스테리그마토시스틴	쌀이나 보리에 생기는 누룩곰팡이가 만드는 곰팡이 독. 흡수율이 낮기 때문에 급성 독성은 거의 없지만 만성 독성에 의해 간암을 일으키는 경우가 있다.
T-2 톡신	붉은곰팡이가 만드는 곰팡이 독. 독성이 매우 강하고 다양한 경로로 몸속에 침입하여 중독 증상을 일으킨다. 구토, 설사, 빈뇨, 연하 장애, 근력 저하, 혈압 상승, 심박 수 증가를 일으키며 몇 시간 내에 사망에 이르게 한다.

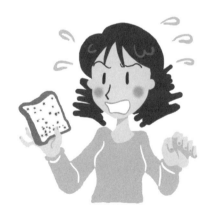

치즈에 생기는 푸른곰팡이나 흰곰팡이는 유익한 작용을 하지만 빵에 생기는 푸른곰팡이나 흰곰팡이는 독이 있다. 같은 종류의 곰팡이라도 무엇과 작용하느냐에 따라 다르다.

치즈를 만들 때 이용하는 푸른곰팡이나 흰곰팡이도 감칠맛을 내는 효과가 있다. 다만 그러한 효과는 치즈에 한해서만 나타나는 효과이다. 치즈 외에 빵 등에 핀 푸른곰팡이나 흰곰팡이는 식품을 부패시키고 독성을 가진 화학물질인 **곰팡이 독**을 발생시킨다.

예를 들어 쌀 등에 핀 푸른곰팡이는 루테오스키린(luteoskyrin)이라는 곰팡이 독을 만든다. 이 독소가 발생하면 쌀이 누렇게 변색된다. 이 독소는 간 기능에 악영향을 끼치고 암을 유발하는 것으로 확인되었다.

3-9
전염병과 감염을 일으키는
식품 속 세균과 바이러스

세균이나 바이러스는 곰팡이보다 더 작은 미생물이다. 곰팡이와 마찬가지로 세균이나 바이러스가 식품에 번식하면 식품을 변질시키거나 독성물질을 생성한다. 그러나 **유산균**과 **낫토균**은 그렇지 않다. 식품에 좋은 효과를 가져다주는 세균이기 때문이다. 유산균은 절임류를 발효하는 데 작용하여 감칠맛을 내고 보존성을 높인다. 낫토균은 대두의 단백질을 감칠맛 성분인 아미노산으로 분해하고 다른 세균의 번식을 억제하는 작용을 한다.

유산균이나 낫토균은 이 같은 유익한 작용을 하지만 그 밖의 다른 많은 종류의 세균과 바이러스는 대개 **전염병**이나 **감염증**을 일으키는 유해한 작용을 한다. 식중독을 일으키는 세균에는 **감염형(침입형)**과

독소형(독소 분비형)의 두 종류가 있다. 세균 자체는 항생제로 퇴치할 수 있지만, 독소형 식중독은 세균을 죽여도 이미 몸속에 독소가 생성되어 있기 때문에 항생제로는 대처할 수 없다.

콜레라균

주로 아시아에서 발생하는 전염병인 콜레라를 일으키는 세균이다. 과거에는 상하수도 시설의 미비로 콜레라균이 증식해 수십만 명이 목숨을 잃기도 했지만 지금은 위생관리가 향상되어 콜레라 발생률도 낮아졌다. 그러나 콜레라균이 지구상에서 완전히 사라진 것은 아니다.

콜레라에 걸리면 체내에서 번식한 콜레라균에서 콜레라 독소가 발생한다. 심한 **설사 증세**가 나타나서 하루에 무려 20리터나 되는 수분을 잃는다. 이때 수분과 함께 나트륨과 칼륨 등도 빠져 나가기 때문에 사망에 이를 수도 있다.

콜레라는 독소형 질환이므로 항생제로는 치료할 수 없지만, 소실된 수분과 전해질, 포도당을 수액으로 공급하는 치료로 사망률이 크게 줄었다.

보툴리누스균

식품에 번식한 보툴리누스균이 만드는 독소로 인해 일어나는 식중독으로, 전염되지는 않는다. 보툴리누스균** 은 산소를 싫어하고 열에 매우 강하다. 이 때문에 보툴리누스 식중독은 통조림, 소시지, 병조림, 진공 팩 등 산소가 적은 가공 형태의 보존식품을 섭취했을 때 일어나기 쉽다.

신경독성을 나타내며 골격근, 감각기, 소화기계, 순환기계에 악영향을 미친다. 독성이 매우 강하여 쥐를 이용한 실험에서는 보툴리누스균 1mg으로 쥐 20만 마리가 죽었다.

보툴리누스 독소를 이용한 치료법

독성만 보자면 공포의 대상인 보툴리누스균이 최근 치료제로 이용되고 있다. 디스토니아(dystonia, 근긴장이상증)에서 나타나는 근육이나 안면 경련 증상을 치료하기 위해 보툴리누스 독소를 소량 주사한 결과, 근육이 이완되어 증상이 완화되는 것으로 밝혀졌다.

이후 보툴리누스 독소를 이용한 치료법이 보급되었다. 독이 약이 될 수 있는 것을 보여준 좋은 사례이다. 앞으로도 독성을 가진 화학물질이 치료에 이용되는 등 유익한 역할을 할 수 있을 것으로 기대된다.

장관출혈성 대장균(O-157)

베로톡신(verotoxin)이라는 독소를 생성하는 대장균이다. 번식력이 매우 높아 식품에 부착된 균의 수가 100개 이하라도 감염될 수 있다. O-157균은 열에 약하지만 산성에는 강하다. 60℃ 이상의 열을 가하면 사멸하지만 강한 산성을 띠는 위액 속에서는 생존한다. 이 때문에

** **보툴리누스균** 보툴리누스 독소는 열에 약하다

인플루엔자바이러스 명명법

인플루엔자바이러스를 명명하는 방법은 국제적으로 정해져 있기 때문에 바이러스의 이름만 알면 그 정보를 확인할 수 있다.

A / duck / Tokyo / 5 / 07 (H3N2)

❶   ❷   ❸   ❹ ❺   ❻

❶ 바이러스형. A형, B형, C형의 3종류가 있다. 예를 들어 인플루엔자 '홍콩형'은 A형이다.

❷ 숙주명. 사람인 경우에는 기입하지 않는다.

❸ 바이러스가 분리(발견)된 지역명

❹ 바이러스가 분리된 순서

❺ 분리(발견)된 연도를 끝에서 2자리까지 기입

❻ 분리(발견)된 바이러스의 아형

지금까지 O-157균으로 인한 식중독은 덜 익은 햄버거, 살균하지 않은 오렌지 주스, 숙주, 무순 등을 먹은 사람에게서 발생했다.

감염되면 복통이 일어나고 물 같은 **설사 증세**가 나타나며 심한 경우 혈변을 보기도 한다. 노약자나 어린이가 장관출혈성 대장균에 감염되면 때로 **용혈성 요독증**이 동반되는데, 이것이 원인이 되어 사망하는 경우가 있다.

조류독감

독감(인플루엔자)은 세균보다 더 작은 바이러스에 감염되어 나타나는 증상이다. 세균과 달리, 바이러스는 살아 있는 세포에서만 증식한다. 대부분의 바이러스는 포유류에서 포유류로, 조류에서 조류로, 어류에서 어류로 감염되지만 독감바이러스와 뉴캐슬병(Newcastle disease)** 바이러스는 서로 다른 종 사이에서도 전염될 수 있다.

독감 바이러스의 숙주는 물갈퀴가 있는 물새로, 그 바이러스가 돼지, 말, 인간에게 전염된다. 조류독감 바이러스는 닭 등의 가금류에 전염되기 쉽다.

인간이 닭고기나 달걀을 먹고 조류독감에 걸린 사례는 아직 보고된 적이 없다. 베트남이나 중국에서 감염된 사례는 살아 있는 닭, 집오리, 오리 등을 내다 파는 시장에서 우연히 감염된 것으로 보인다.

조류독감 바이러스가 위험한 이유는 이 바이러스가 인간에게 전염되는 일이 잦아지면 인체 내에서 인간의 바이러스와 유전자 재편성을 통해 인간에게 감염될 수 있는 변이 바이러스를 만들 수 있기 때문이다.

식품을 매개로 감염된 사례는 아직 보고되지 않았지만, 철새가 바다를 건너 바이러스를 옮길 수도 있으므로 국제적인 방역 활동이 필요하다.

** **뉴캐슬병** 바이러스에 의한 닭의 급성 전염병

3-10
천연 식재료도 과하면
독이 된다

우리가 평소 즐겨 먹는 식품에도 독성은 존재한다. 그러나 이러한 식품의 독성이 때로는 사람에게 유익한 작용을 하기도 한다.

고추냉이나 고추, 후추 등은 적당한 자극으로 음식의 맛을 돋우는 역할을 한다. 뿐만 아니라 질병을 이겨내고 건강을 회복하는 데도 도움을 준다. 그러나 어디까지나 적당량을 섭취할 때 얻을 수 있는 효과이다. 과잉 섭취하면 이러한 자극이 독으로 바뀌어 건강에 해를 끼칠 수 있다. 역시 독과 약은 하나인 것이다.

고추냉이, 서양고추냉이, 겨자

고추냉이, 서양고추냉이(홀스래디시), 겨자는 맵고 싸한 맛과 코를 톡 쏘는 자극이 특징인 조미료다. 그 매운맛 성분은 **이소티오시안산알릴**(allyl isothiocyanate)이라는 화학물질로 인한 것이다. 소나 양 같은 초식동물은 이 성분이 들어 있는 식물은 먹지 않는다고 한다. 식물이 자신의 생존을 위해 만들어낸 일종의 방어 수단인 셈이다.

이소티오시안산알릴은 식물 속에서 시니그린(sinigrin)이라는 물질로 존재한다. 시니그린이 미로신(myrosin)이라는 효소와 만나면 분해되어 이소티오시안산알릴을 만든다. 시니그린과 미로신은 각기 다른 세포에 존재하기 때문에 종자나 뿌리를 갈거나 으깨서 물과 함께 섞어야 비로소 반응이 일어난다.

이러한 화학물질은 식물 스스로를 보호하기 위한 것이므로 동물을 공격하는 독성을 나타낸다. 그래서 쥐나 토끼 같은 작은 동물이 다량으로 섭취하면 죽기도 한다. 사람은 식사를 통해 장기간 지속적으로 섭취하면 만성중독에 의해 위의 염증이나 간 장애 등의 증상이 나타난다. 특히 위궤양이 있거나 과거에 위궤양을 앓던 사람은 고추냉이나 서양고추냉이, 겨자를 지나치게 많이 먹지 않도록 한다.

마늘, 양파

백합과에 속하는 마늘과 양파는 독특하고 강렬한 냄새와 향이 있어 요리에 자주 사용된다.

마늘의 주요 성분인 **알린**(allin)은 마늘을 칼로 자르거나 으깼을 때 세포가 파괴되면서 효소가 작용하여 냄새가 나는 **알리신**(allicin)으로 변한다. 그러나 가열 조리하면 디아릴디설파이드(diallyl disulfide)의 일부가 날아가 냄새가 없어진다.

알린과 알리신은 강한 항균 작용을 한다. 미생물을 죽이는 독성이 있다는 뜻이다. 그 독성이 인간에게도 해를 끼치는지는 아직 확실하지 않다. 알리신은 비타민B_1의 흡수를 촉진하는 효과가 있다고 하여 의약품이나 건강기능식품 등에도 이용한다.

양파를 썰 때 눈물이 나는 것은 시스테인 유도체가 최루성 물질인 **프로페닐스르펜산**이란 물질로 바뀌기 때문이다. 그러나 이 물질은 가열 조리하면 자극이 없는 프로피온알데히드와 디프로필디설파이드라는 물질로 분해된다.

최루성 물질인 프로페닐스르펜산은 마늘의 알린·알리신과 마찬가지로 항균 작용을 한다. 일반적인 식사로는 이러한 독성이 큰 문제가 되지 않겠지만 이들 식품에 편중된 식사를 하거나 건강기능식품 등으로 과잉 섭취하는 것은 삼가는 것이 좋다.

고추, 후추

고추의 매운맛을 내는 성분은 **캡사이신**(capsaicin)과 디하이드로캡사이신(dihydro capsaicin)이라는 화학물질이다. 캡사이신은 몸을 따뜻하게 하고 발열을 촉진한다. 통증을 억제하는 작용이 있어 약제로 개

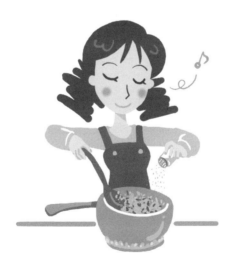

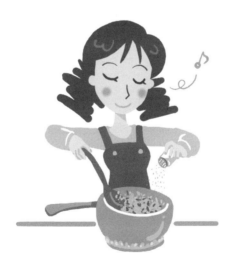

후추의 피페리딘은 몸속에서 칼슘이나 철과 결합하는 성질이 있다. 따라서 다량 섭취할 경우 칼슘과 철분 부족을 일으킬 수 있다.

발하여 사용하고 있다. 그 밖에 위장 운동을 활발하게 하여 타액과 위액의 분비를 촉진하기도 한다.

그러나 고추를 다량으로 섭취하면 효능이 반대로 작용할 수 있다. 혀가 얼얼할 정도의 '매운 라면'이나 '매운 카레'같이 고추가 지나치게 많은 음식을 먹으면 위장장애가 일어날 수 있다. 또한 캡사이신이 간에 부담을 주어 간 기능이 저하될 수도 있다.

후추의 매운맛 성분은 **피페린**(piperine)이라는 화학물질이다. 이 물질이 파리를 살충하는 효과는 농약인 피레트로이드(pyrathroid)보다 더 강한 것으로 알려져 있다. 그만큼 독성이 강하다는 뜻이다.

후추에 미량 함유된 피페리딘(piperidine)이라는 성분은 다량으로 섭취할 경우 체내의 칼슘이나 철과 결합하여 이들 성분의 결핍증을 일으킬 수 있다.

3-11
치명적인 버섯의 독

    삼림에는 생명을 앗아갈 만큼 치명적인 맹독이 있는 버섯들이 있다. 해마다 버섯 채취 시기가 되면 버섯 때문에 일어난 식중독 사건이 연이어 보도되곤 한다. "이렇게 생긴 버섯은 독이 없다"는 등 예전부터 전해오는 속설들이 많지만 전문가가 아니고서는 독버섯을 가려내기란 쉬운 일이 아니다.

    버섯의 독에는 간이나 신장에 장애를 일으키는 것, 위장장애를 일으키는 것, 신경에 작용하는 신경독 등이 있다. 버섯의 독은 대부분 열에 강하기 때문에 가열 조리해도 독성이 없어지지 않는다.

간에 장애를 일으키는 독버섯

알광대버섯, 흰알광대버섯, 독우산광대버섯 등의 독소는 간세포를 파괴하므로 최악의 경우 생명을 잃을 수 있다. 이들 버섯에는 팔로톡신(phallotoxin), 비로톡신(virotoxin), 아마톡신(amatoxin)이라는 유독성 화학물질이 있다.

이런 종류의 버섯을 먹으면 처음에는 복통, 구토, 설사, 갈증 등의 증상이 나타난다. 2~4일이 지나면 겉보기에는 다 나은 것처럼 보여도 사실은 이 상태가 위험하다. 간 기능이 떨어져 간이나 신장에 장애가 오고 때로 뇌부종이 나타나기도 한다.

신경에 작용하는 독버섯

광대버섯은 신경독이 있는 독버섯으로 잘 알려져 있다. 무스카린(muscarine)이라는 신경독은 부교감신경을 흥분시키고 다량 섭취할 경우 발한, 타액 분비 과다, 메스꺼움, 구토, 설사 등을 일으킨다. 그러나 실제 광대버섯에 들어 있는 무스카린의 양은 매우 적다. 그보다는 이보텐산(ibotenic acid)과 무시몰(muscimol)이라는 화합물이 독성이 더 강하다.

이 화합물은 중추신경에 작용하는 **신경독**으로, 주로 신경 착란이나 환각, 시각 장애 등을 일으키는데 이런 증상은 몇 시간이 지나면 가라앉는다. 이 밖에 환각을 일으키는 독버섯에는 저림가락지버섯, 웃음버섯 등이 있다. 신경독이 있는 독버섯을 먹고 사망하는 일은 흔치 않지만 신경독은 뇌에 작용하기 때문에 매우 위험하다.

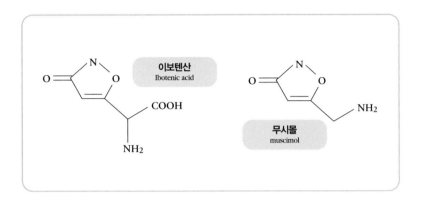

3-12
즐겨 먹는 해산물에도 독이 있다

천연 상태에서 존재하는 독을 영어로는 'toxin(톡신)'과 'venom(베놈)'으로 구별한다. 톡신은 동식물의 체내에 본래부터 존재하는 독소를 말한다. 따라서 식물 독은 톡신으로 표현한다. 한편 베놈은 독소가 있는 기관에서 분비되는 독소를 말한다. 이를테면 코브라의 독은 베놈에 해당한다.

어패류에 의한 식중독 사건은 해마다 끊이지 않고 일어난다. 어패류의 독을 추적하면 독소가 있는 해조류나 플랑크톤에 이르는 경우가 많다. 어패류의 독은 대부분 톡신이다.

복어의 독

복어의 독은 **테트로도톡신**(tetrodotoxin)이라는 화학물질이다. 이 물질은 신경에 작용한다. 먹이사슬을 통해 복어 몸속에 들어온 세균이 테트로도톡신을 생성한다. 간과 난소에 많이 들어 있기 때문에 이들 부위를 먹으면 손발이 마비되고 복통, 구토 등의 증상이 나타난다. 심하면 호흡곤란에 빠져 사망하기도 한다. 테트로도톡신은 복어뿐만 아니라 악어, 문어, 물고기, 육생 도롱뇽의 알, 개구리의 피부에서도 발견된다.

조개의 독

조개류에 의한 식중독에는 **마비성 패류 중독**과 **설사성 패류 중독**의 두 가지가 있다.

마비성 패류 중독은 주로 가리비나 굴 같은 두껍질조개의 독소로 인한 것으로, 신경장애나 마비가 일어난다. 주요 독소는 복어 독과 똑같은 테트로도톡신과 삭시톡신(saxitoxin), 고니오톡신(gonyautoxin) 등이다. 이들 독소는 조개가 먹는 해조류에 들어 있다. 마비성 패류 중독이 일어나면 신경 전달이 방해를 받아 손발이 마비되고 어지러움, 메스꺼움, 무력감 등의 증상이 나타난다.

설사성 패류 중독은 가리비나 모시조개, 함박조개 등의 두껍질조개의 독소로 인한 것으로 설사, 복통, 구토 등의 증상이 나타난다. 오카다산(okadaic acid), 디노피시스톡신(dinophysistoxin), 펙테노톡신

(pectenotoxin), 도모이산(domoic acid) 등의 독소가 원인 물질이다. 이
들 독소는 마비성 패류 중독을 일으키는 독소와 마찬가지로 조개가 먹
는 해조류에 들어 있다.

시가테라 식중독

시가테라(ciguatera) 식중독은 열대나 아열대 해역의 산호초에 서식
하는 물고기의 독소로 인해 일어난다. 시가톡신(shiga toxin), 마이토

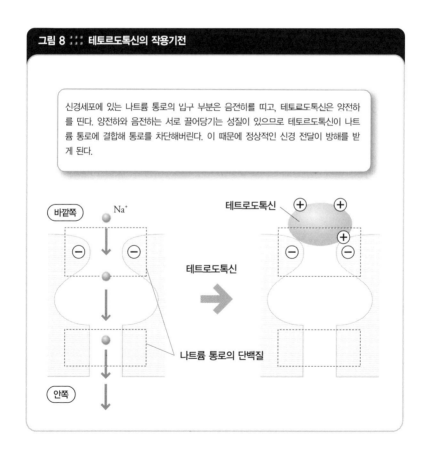

그림 8 ::::: 테토르도톡신의 작용기전

신경세포에 있는 나트륨 통로의 입구 부분은 음전하를 띠고, 테토르도톡신은 양전하
를 띤다. 양전하와 음전하는 서로 끌어당기는 성질이 있으므로 테토르도톡신이 나트
륨 통로에 결합해 통로를 차단해버린다. 이 때문에 정상적인 신경 전달이 방해를 받
게 된다.

바깥쪽   Na⁺   테트로도톡신

테트로도톡신

나트륨 통로의 단백질

안쪽

톡신(maitotoxin)이라는 독소가 원인 물질이다. 장미퉁돔, 큰입우럭, 곰치 등에 들어 있다. 열에 강하기 때문에 가열 조리해도 독소가 없어지지 않는다.

시가테라 식중독으로 인한 사망률은 낮은 편이지만 상태가 심하면 회복하는 데 오랜 기간이 걸린다. 설사나 구토 같은 위장장애와 지각장애 등 신경에 이상이 나타난다. 또한 찬 것에 닿으면 심한 통증을 느끼는 냉온감각 이상 현상이 일어나기도 한다.

전자레인지용 팝콘은 안전할까?

디아세틸(diacetyl)은 버터의 맛과 향기를 내는 착향료로 전자레인지용 팝콘에 첨가된다. 이 전자레인지용 팝콘의 안전성이 문제가 된 것은 미국의 팝콘 제조 공장 직원들에게서 폐쇄성 세기관지염이 자주 발생했기 때문이다. 폐쇄성 세기관지염이란 폐기능이 떨어져 원래 상태로 돌아오지 않는 질환으로 심해지면 폐 이식 외에는 치료법이 없다.

디아세틸을 첨가한 팝콘이 소비자의 건강에 어떤 위해를 가하는지는 아직도 명확하지 않다. 미국식품의약국(FDA)에서는 디아세틸을 안전한 첨가물로 규정하고 지금까지도 디아세틸의 안전성을 검토하지 않고 있다. 그러나 미국 미주리 주에서 일어난 소송에서는 버터 풍미를 내는 향료(디아세틸)를 호흡기 질환의 원인 물질로 인정했다.

표 14 ::: 팝콘 제조 공장 직원들에게 나타난 증상(1999~2001년)

성별	발병 연령	업무 시작 연도	발병 연도	퇴직 연도	기침	호흡곤란	천식	발병 후 체중 감소의 (kg)	발열	근육통	피로감	식은땀	눈의 자극	비점막 자극
남	39	1984	1993	2001	○	○	○	9.6	○	○	○	○	○	—
남	51	1997	1998	1999	○	○	○	22.7	—	○	○	—	○	—
여	41	1993	1994	1994	○	○	○	3.6	—	○	○	○	○	—
남	27	1997	1998	1999	○	○	○	0	—	○	○	○	○	○
남	33	1990	1996	1999	○	○	○	15.9	○	○	○	—	○	○
여	44	1994	1995	1996	○	○	○	9.1	—	○	○	○	○	○
여	42	1996	1997	1998	○	○	○	3.6	○	○	○	○	○	○
여	34	1998	1998	2000	○	○	○	0	○	○	○	○	○	○
남	48	1992	1994	1999	○	○	○	13.6	○	○	○	—	○	—

(Akpinar-Elci et al. Europ. Respir. J. 24. 298~302, 2004에서 수정 인용)

3-13
암, 동맥경화, 노화를 촉진하는 기름의 독성

3대 영양소의 하나인 지질은 1g당 9칼로리의 열량을 공급하는 효율성이 좋은 열량원이다. 지방은 음식물로 섭취하는 것 외에 몸속에서 당질이나 아미노산에 의해 합성되어 피하조직이나 장기 주위에 체지방으로 저장된다. 체지방은 열을 발산하고 추위나 외부의 충격에서 신체를 보호하는 역할을 한다.

지질은 세포막과 신경조직을 구성하는 성분이다. 지질의 일종인 콜레스테롤은 호르몬과 쓸개즙산의 재료가 된다. 콜레스테롤이 혈액이나 쓸개즙 속에 지나치게 많으면 동맥경화를 일으킬 수 있고, 지나치게 적으면 혈관 벽의 약화로 뇌출혈의 원인이 될 수 있다. 지질의 과다 섭취는 비만으로 이어지며 특히 내장지방이 많으면 생활습관병의 원인인 '**내장지방증후군**(대사증후군)' 이 될 수 있다.

기름은 영양소로서 역할을 할 뿐만 아니라 볶음이나 튀김 등을 조리할 때 반드시 들어가는 재료이기도 하다. 매일같이 섭취하는 기름이지만 그중 독성이 매우 높은 것도 있다.

독성이 높은 산화된 기름(유지)

유지 속의 **포화지방산**(분자구조에 탄소와 탄소의 이중결합이 있는 지방산: C=C)이 대기 중의 산소(분자상 산소 O$_2$)와 결합하면 산화 반응이 일어난다. 이 반응으로 생성된 물질을 **과산화지질**이라고 한다. 산화 반응 과정에서 점조성 중합체, 알데히드류, 케톤류, 알코올류, 탄화수소류, 저급지방산 등 유해화학물질들이 생성된다.

유지는 산화되면 변색되고 불쾌한 냄새가 난다. 오래된 식용유나 인스턴트 라면에서 냄새가 나는 것도 이 때문이다. 이처럼 유지가 색이 변하고 맛이 나빠지며 불쾌한 냄새가 나서 먹을 수 없게 된 상태를 '산패(변패)' 라고 한다.

산화 또는 산패된 유지는 먹지 말아야 한다. 과산화지질을 다량으로 섭취하면 설사나 복통 같은 중독 증상이 일어난다. 게다가 과산화지질은 단백질이나 핵산(DNA나 RNA의 구성 성분)의 기능을 떨어뜨려 암이나 동맥경화를 유발하고 노화를 촉진하는 등 다양한 문제를 일으킨다.

트랜스지방

시판되는 식용유나 마가린은 고온에서 정제한 액체 기름에 수소를 첨가하여 고형화하는 과정을 거쳐 제조한다. 250℃ 전후의 온도에서 정제하면 기름에 함유된 알파리놀렌산 등의 필수지방산이나 우리 몸에 유익한 영양소가 파괴되고 **트랜스지방산**이라는 몸에 해로운 지방산이 만들어진다.

트랜스지방산은 좋은 콜레스테롤을 줄이고 나쁜 콜레스테롤을 늘려 혈전을 형성하거나 동맥경화, 심근경색, 뇌경색 등의 원인이 되기도 한다. 악성 림프종, 유방암 등도 트랜스지방산이 원인이라는 연구 결과도 있다.

미국에서는 트랜스지방산으로 인한 사망자가 연간 3만 명에 이른다는 통계가 나오자 2006년 1월부터 모든 가공식품에 트랜스지방산의 함량을 표시하도록 의무화했다. 캐나다, 독일, 오스트리아에서도 미국과 마찬가지로 표시 의무가 있으며, 덴마크에서는 기준치 이상의 트랜스지방산을 함유한 식품은 판매할 수 없다. 네덜란드는 트랜스지방산을 함유한 유지류는 아예 발매할 수 없도록 엄격하게 금지하고 있다.

콜레스테롤이 많은 동물성 식품을 전혀 먹지 않는 채식주의자라도 트랜스지방산을 함유한 식물성 기름을 섭취하면 육류나 동물성 유지를 많이 먹는 사람보다 심장병 사망률이 훨씬 더 높아지는 것으로 밝혀졌다.

마가린은 식물성 기름으로 만들었기 때문에 버터보다 건강에 더 좋을 것이라 생각하는 사람이 많은데, 사실 마가린의 트랜스지방산 함량은 식용유의 10배가 넘는다. 이런 점에서 버터 대신 마가린을 사용하는 사람이 오히려 동맥경화나 심근경색 등에 걸릴 위험성이 높다.

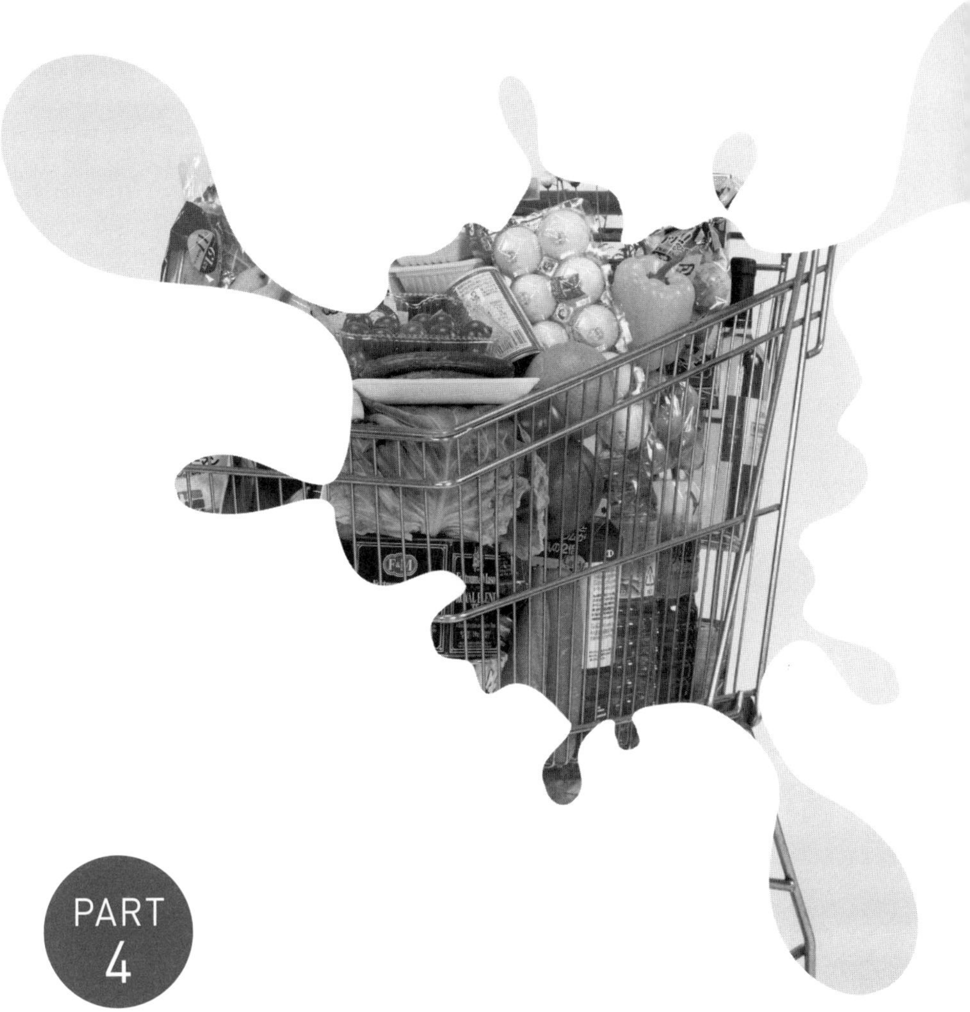

PART
4

복합오염을 일으키는 생활용품 속 화학물질

피부로 파고드는 화장품, 합성세제, 계면활성제의 독성

4-1
화장품과 세제의
독성 화학물질

화학물질은 음식물이나 호흡 외에 피부를 통해서도 흡수된다. 이를 **경피**(經皮) **흡수**라고 한다.

피부는 몸의 안과 밖을 구분하고 열이나 공기압, 여분의 수분, 유해화학물질, 미생물 등으로부터 신체를 보호하는 역할을 한다. 이러한 기능은 주로 피부 표면의 **각질층**이 한다. 각질층은 필요에 따라 수분을 함유하여 팽창하고 유분을 왁스 상태로 스며들게 함으로써 불필요한 것이 피부로 들어오지 못하게 막는다. 이것이 피부의 **방어 기능**이다. 그러나 이 기능이 완벽한 것은 아니다. 극미량이기는 하지만 화학물질이 피부를 통해 몸속으로 들어오기도 한다. 이때 흡수율은 피부의 상태나 화학물질의 특성에 따라 다르다.

유해화학물질이 피부를 통해 흡수되어 건강에 해를 끼치는 것을 **경피독**(經皮毒)이라고 부른다. 피부를 통한 흡수는 다른 흡수 경로보다 흡수되는 양은 적지만 그 대신 유해화학물질이 몸속에 쌓이기 쉬운 특징이 있다. 특히 기름에 녹기 쉬운 성질(**지용성**)을 가진 화학물질이 흡수되면 피하지방에 쌓이거나 혈액이나 림프액으로 흘러들어가 여간해서는 몸 밖으로 배출되지 않는다. 간의 해독 작용을 거치지 않기 때문에 만약 흡수된 화학물질에 독성이라도 있으면 그 독성마저 몸에 남게 된다. 소량이라서 당장은 건강에 문제를 일으킬 것 같지 않지만 어느새 축적량이 늘어나 우리 몸에 악영향을 끼칠 수 있다.

유해화학물질이 꾸준히 피부를 통해 흡수되어 몸속에 쌓이면 다른 경로로 들어온 화학물질과 복합오염을 일으키거나 유해한 부생성물을 발생시킬 수도 있다. 이 때문에 건강에 미치는 경피독의 영향을 구체적으로 파악하기가 어렵다.

경피독은 독성치 자체를 검출하기 곤란하다. 그래서 급성 독성과 만성 독성으로 구분하기도 어렵다. 유해성이 명백한 화학물질을 무방비로 피부에 사용하면 어떤 결과가 초래될지 예측하기조차 어렵다는 뜻이다. 더욱이 경피독은 체내 축적률이 높기 때문에 엄마에게서 아이에게로 전해지는 **세대 전달 독성**의 위험이 매우 크다.

경피독은 세제나 화장품 같은 생활용품에서 비롯된다. 그것에 배합된 **합성계면활성제**는 화학물질의 피부흡수율을 높이고 그 자체는 체내에 쉽게 축적된다.

피부가 약하거나 알레르기체질이면 세제나 화장품이 피부에 닿기만 해도 이상이 나타날 수 있지만 보통은 화학물질이 피부로 흡수되어도 통증이나 가려움은 거의 느끼지 못한다. 그래서 경피독은 더욱 간과하기 쉽다. 평소에도 피부를 통해 유해화학물질이 몸속으로 들어오지 못하도록 유의해야 한다.

4-2
피부로 흡수된 화학물질이
온몸으로 퍼진다

피부를 통해 화학물질이 흡수된다는 사실에 의약품 업계가 주목하고 있다. 경피 흡수의 특성을 활용한 외용약이 최근 몇 년간 급속히 퍼져나가고 있는 것만 보아도 이를 잘 알 수 있다.

지금까지 외용약으로는 주로 첩부제나 도포제 등이 쓰였는데 최근에 경피 흡수를 이용한 **패치제**가 등장했다. 약제를 바른 테이프를 피부에 붙이면 약제가 피부로 서서히 침투해 전신에 작용하는 것으로 **경피흡수제**라고 한다. 현재는 천식이나 협심증 치료제 또는 부인과에서 사용하는 호르몬제 등 특정 질병의 치료제로 이용한다. 약국에서 구입하는 니코틴 패치제도 니코틴 성분이 피부를 통해 흡수되는 경피흡수제의 하나다.

패치제는 사용 시 통증이나 가려움 등이 거의 없고 약효 성분이 오래 지속되는 장점이 있다. 특히 천식이나 협심증 치료를 위해서는 화학물질의 약효 성분이 혈액 속에서 일정하게 유지되어야 한다. 그런데 패치제를 붙이면 하루에 여러 번 약을 복용할 필요 없이 붙이고만 있어도 약제가 혈액 속에 항상 흐르게 된다.

패치제의 작용 원리에서 알 수 있는 것은 피부를 통해 흡수된 화학물질이 피부의 표면뿐만 아니라 온몸으로 효과를 나타낸다는 사실이다. 목적에 맞게 용법대로 사용한다면 그만큼 효과가 있겠지만 만약

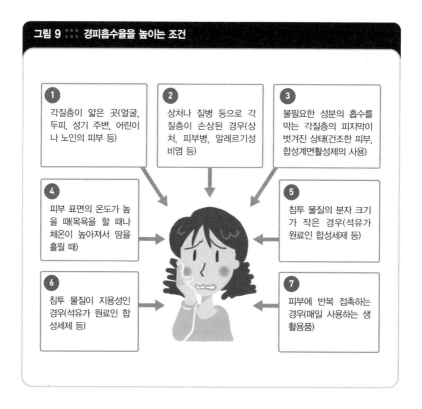

그림 9 ::: 경피흡수율을 높이는 조건

1 각질층이 얇은 곳(얼굴, 두피, 성기 주변, 어린이나 노인의 피부 등)

2 상처나 질병 등으로 각질층이 손상된 경우(상처, 피부병, 알레르기성 비염 등)

3 불필요한 성분의 흡수를 막는 각질층의 피지막이 벗겨진 상태(건조한 피부, 합성계면활성제의 사용)

4 피부 표면의 온도가 높을 때(목욕을 할 때나 체온이 높아져서 땀을 흘릴 때)

5 침투 물질의 분자 크기가 작은 경우(석유가 원료인 합성세제 등)

6 침투 물질이 지용성인 경우(석유가 원료인 합성세제 등)

7 피부에 반복 접촉하는 경우(매일 사용하는 생활용품)

유해성이 높은 화학물질이 흡수된다면 그 악영향이 온몸에 미칠 수 있다.

경피흡수율은 화학물질의 성질이나 피부 상태 등에 따라 크게 달라진다. 패치제는 약제의 흡수를 촉진하는 성분을 함유하고 있다. 이 성분은 세제나 생활용품의 주성분인 **합성계면활성제**와 유사한 것으로, 식품에는 사용을 제한하고 있다.

4-3
경피독의 흡수를 촉진하는 합성계면활성제

계면활성제는 원래 물과 기름을 융합시키는 물질이다. 물과 기름이 서로 섞이면서 세정 효과, 거품을 일으키는 효과, 유화 작용, 정전기 방지, 살균 등의 많은 작용을 하게 된다.

이 계면활성제를 석유를 원료로 인공적으로 제조한 것이 **합성계면활성제**이다. 저렴한 비용과 간단한 공정으로 만들 수 있는 장점 때문에 현재는 수백 가지나 되는 합성계면활성제를 다양한 생활용품에 이용하고 있다. 합성계면활성제를 주원료로 하는 세제가 합성세제이다. 이 밖에도 섬유유연제, 샴푸, 린스, 화장품에도 합성계면활성제를 이용하고 있다.

생활의 편리를 위해 합성계면활성제가 만들어졌다고는 하나 경피독의 관점에서는 그 무엇보다 유해한 화학물질이다. 물과 기름을 융합시키는 작용은 피부 표면을 보호하는 피지막을 녹여서 피부의 **방어기능**을 약하게 만든다. 게다가 세포막마저 녹여서 피부 세포를 파괴함으로써 합성계면활성제 자체와 독성이 강한 다른 성분들이 쉽게 흡수되도록 만든다.

이러한 유해 작용은 대부분의 계면활성제에서 일어난다. 그런데도 유독 합성계면활성제가 유해한 이유는 화학적으로 합성하여 만들었기 때문이다. 석유가 원료인 합성화학물질은 특정 목적을 위해 개발된 것이므로 유익하기도 하지만 독성도 강한 편이다. 또한 대다수 합

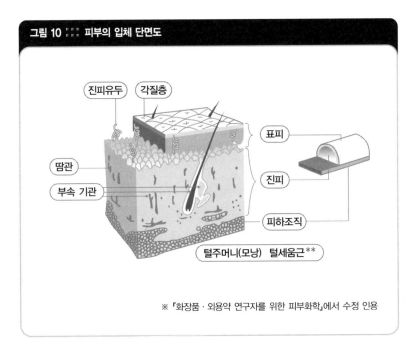

그림 10 ░░░ **피부의 입체 단면도**

진피유두　각질층

표피

땀관

진피

부속 기관

피하조직

털주머니(모낭)　털세움근**

※『화장품·외용약 연구자를 위한 피부화학』에서 수정 인용

** 털세움근 교감신경의 지배를 받아 피부에 소름을 돋게 하는 근육을 말한다

성화합물질은 분자량이 작고 지용성이어서 **비교적 쉽게 피부에 흡수**된다. 더욱이 합성화학물질은 안정도가 높기 때문에 **생분해가** 잘 되지 않는다.

요컨대 합성계면활성제는 천연계면활성제보다 피부에 더 잘 흡수되고 몸속에 더 잘 축적되는 화학물질인 것이다. 더구나 생분해도가 낮기 때문에 인간의 신체뿐만 아니라 환경에도 오래 남는다.

가정에서 합성세제를 사용하고 흘려보내는 가정 배수가 심각한 환경오염을 일으키는 이유가 바로 이 때문이다. 특히 합성계면활성제가 수돗물에 함유된 염소와 결합하면 환경호르몬인 다이옥신이 발생하는 것으로 알려져 있다.

건강 시크릿

생활용품에 함유된 유해 성분 – 합성계면활성제의 종류

합성계면활성제는 물에 녹였을 때 분자가 이온화하는 성질의 차이에 따라 크게 네 가지로 나눈다.

●● **음이온계 합성계면활성제**

합성세제의 주성분으로 세정력이 가장 강하다. 피지를 녹여서 피부의 방어 기능을 손상시키고 경피 흡수를 촉진한다.

• 알킬벤젠술폰산나트륨(직쇄형 直鎖形, LAS : Linear Alkylbenzene Sulfonate)
대표적인 합성계면활성제로 주로 세탁용 세제에 사용한다. 독성이 강해서 피부질환을 일으킬 수 있다.

• 알킬황산에스테르나트륨(AS : Alkyl Sulfate · 라우릴황산나트륨 · SLS: Sodium Lauryl Sulfate, 라우레스황산나트륨)

샴푸, 바디샴푸, 치약, 세안 폼 등의 주성분. 피부질환이나 알레르기를 일으킬 수 있다.

- 알킬에테르황산에스테르나트륨(AES: Alkyl Ether Sulfate·폴리옥시에틸렌 알킬에테르황산에스테르나트륨, 폴리옥시에틸렌 라우릴에테르황산염)

  샴푸, 주방 세제, 치약, 세안 폼, 크림 등에 사용한다. 피부 자극은 적은 편이지만 피부가 건조해지고 갈라지는 건성 피부의 원인이 될 수 있으며, 발암물질로 의심된다.

●● 양이온계 합성계면활성제

세정력은 강하지 않지만 살균, 유연화, 정전기 방지 작용을 한다. 섬유유연제나 헤어린스, 헤어컨디셔너에 사용한다. 피부질환이나 점막 손상을 일으킬 수 있으며 신경에 악영향을 미치는 신경독성도 있다. 살균 작용으로 정화조나 자연환경에 존재하는 유익한 미생물을 죽임으로써 생태계에 해를 끼친다.

- 염화알킬메틸암모늄(염화세틸메틸암모늄, 염화스테아릴메틸암모늄)
- 염화알킬트리메틸암모늄(염화세틸트리메틸암모늄, 염화스테아릴트리메틸암모늄)
- 염화디알킬디메틸암모늄
- 라우로일사르코신나트륨(라우로일사르코신산소듐염)

●● 비이온계 합성계면활성제

기포·습윤·유화 작용을 한다. 샴푸와 화장품을 비롯한 많은 생활용품에 사용한다.

- 폴리옥시에틸렌글리콜모노지방산에스테르 PEG(폴리에틸렌글리콜)

  샴푸나 린스, 크림, 로션, 립스틱 등의 화장품에 보습제로 사용한다. 삼키면 간·신장 기능이 손상될 수 있다. 발암물질로 의심된다.

- 폴리옥시에틸렌알킬에테르 POER(파레스, 스테아레스, 세테스, 라우레스, AE: 알콜폴리옥시에틸렌에테르)

  샴푸, 유액, 크림, 핸드크림 등에 보습제나 유화제로 사용한다. 비교적 안전하기 때문에 사용량이 증가하는 추세이지만 경피독이 없는지는 단정할 수 없다.

●● 양성(兩性)이온계 합성계면활성제

살균·기포 작용을 한다. 세정보조제로 다른 합성계면활성제와 함께 사용한다.

- 알킬아미노지방산나트륨
- 알킬베타인

4-4
석유에서 만들어지는
생활용품 성분의 진실

　세제나 화장품 같은 생활용품에는 합성계면활성제 외에도 유해한 성분들이 많이 들어 있다. 제품을 장기 보존하기 위한 보존료, 방부제, 성분조정제, 제품의 이미지 향상을 위한 향료, 사용감을 좋게 하는 보습제 등이다. 이들 성분에는 석유에서 만들어낸 **합성화학물질**을 사용한다.

　합성화학물질은 우리가 잘 아는 플라스틱이나 비닐과 마찬가지 방법으로 만들어낸 화학물질이다. 인간의 몸에는 원래부터 없었던 화학물질인 것이다. 이것을 굳이 피부에 발라 몸속으로 들여보내는 셈이다. 합성화학물질은 합성계면활성제와 마찬가지로 생분해도가 낮기 때문에 몸속에 흡수되면 오래 남게 된다.

생활용품의 성분인 화학물질은 입으로 흡수하는 식품첨가물에 비해 안전성에 대한 검증이 미흡한 편이다. 입보다는 피부로 흡수하는 화학물질의 양이 훨씬 더 적은 것은 분명하지만, 그 대신 피부를 통해 들어온 화학물질은 간에서 대사되지 않기 때문에 한 번 들어오면 체내에 쉽게 쌓인다. 더구나 그것이 합성화학물질일 때는 더 쉽게 쌓인다.

몸속에 쌓인 합성화학물질이 우리 건강에 구체적으로 어떤 영향을 미치는지를 명확하게 밝혀내기란 쉬운 일이 아니다. 호흡(대기오염이나 새집증후군을 일으키는 건축자재 등)이나 입(음식물과 함께), 피부로 다양한 화학물질이 들어와 체내에 쌓이면 그 여러 종류의 화학물질이 결합해 **복합오염**을 일으키기 때문이다.

합성화학물질 중에는 장기나 뇌를 손상시키거나, 암과 알레르기를 유발하거나, 환경호르몬 작용을 하거나, **세대 전달 독성**이 있는 것으로 의심되는 것들이 있다. 그런 영향이 곧바로 증상으로 나타나기도 하지만, 어떤 물질은 몇 년 또는 몇십 년이 지난 후에 갑자기 증상이 나타나기도 한다. 또한 앞으로 태어날 다음 세대에도 그 영향이 미칠 수 있다.

바람직한 것은 합성화학물질이 되도록 몸 안에 흡수되지 않도록 하는 것이다. 그 첫 단계로 내가 제안하는 것은 '생활용품 사용으로 인한 경피독을 조금씩 줄여가자' 는 것이다. 제품에 어떤 화학물질을 사용했는지는 성분 표시를 보면 알 수 있다. 유해 성분이 많이 들어 있다면 그 제품은 구입하지 않으면 된다. 선택은 나 자신에게 달려 있다. 현명한 소비자가 되려면 먼저 생활용품에 쓰이는 합성화학물질의 유해성을 정확하게 알아야 한다.

표 15 ⋮⋮⋮ 경피독의 6가지 위험성

---

❶ 통증이나 자극을 거의 느끼지 못하기 때문에 자신의 피부로 유해화학물질을 흡수하고 있다는 사실을 자각하지 못한다.

❷ 피부로 흡수한 유해화학물질은 입으로 흡수한 것과 달리 자연적인 신체대사로는 해독이 잘 되지 않는다.

❸ 혈액이나 림프구를 타고 몸속을 돌아다니기 때문에 신체 여러 곳에 악영향을 미칠 수 있다.

❹ 경피독을 유발하는 생활용품의 성분 중에는 환경호르몬 작용을 하거나 암 유발 의심 물질이 있다.

❺ 생활용품은 매일 반복해서 사용하기 때문에 유해 물질의 1회 흡수량이 미량이라도 유해 물질이 몸속에 쌓이기 쉽다.

❻ 화학물질 흡수율이나 축적 상태, 배출량에는 개인차가 있기 때문에 그 영향이 다양하게 나타난다. 이 때문에 경피독의 실태를 정확하게 파악하기가 어렵다.

4-5
주부습진에서부터 뇌장애까지 일으키는 세대 전달 독성

초기 증상은 피부 이상

생활용품이 맨 먼저 닿는 곳은 피부다. 그 때문에 경피독이 미친 영향은 피부질환으로 나타나기 쉽다. 피부가 쉽게 건조해지거나 머리에 비듬이 자주 생기고 세제 사용 시 **주부습진**이 나타나는 것도 경피독의 영향이다. 이는 매일 사용하는 합성계면활성제의 작용으로 피부의 방어 기능이 만성적으로 약화된 결과이다.

알레르기피부염은 다른 피부염과 발병 기전(메커니즘)이 다르다. 알레르기 증상은 피부로 흡수되는 것 외에도 식품이나 대기 중의 꽃가루 같은 특정 알레르겐에 반응한 결과 면역 기능에 이상이 생겨 발생한다. 피부나 점막에 염증이 일어나는 것을 알레르기피부염이라고 한다.

아토피피부염은 알레르기피부염과 증상은 비슷하지만 특정 알레르겐을 찾을 수 없는 특징이 있다. 먹는 것이나 피부에 닿는 것이 증상을 일으키는 원인이라는 점에서는 알레르기피부염과 같지만, 특히 아토피피부염은 다양한 화학물질에 과민 반응을 나타낸다.

알레르기피부염이나 아토피피부염이 증상을 일으키면 습진 때문에 피부의 방어 기능이 약화되므로 그만큼 경피독의 영향을 더 강하게 받게 된다.

경피독은 온몸에 영향을 미칠 수 있다

피부로 흡수한 독성 화학물질은 몸 밖으로 쉽게 배출되지 않고 체내에 잘 쌓이는 성질이 있다. 이 화학물질들은 혈액을 타고 신체 곳곳을 돌아다니다가 지방이 많은 조직 등 화학물질의 특성에 적합한 환경에 머무른다. 그렇게 되면 다양한 질병과 건강에 문제를 일으키는 원인으로 작용한다.

그 결과 맨 먼저 나타나는 것이 **면역력** 저하다. 특정 금속이나 합성화학물질이 일으키는 면역 기능 이상은 알레르기피부염이나 아토피피부염의 원인이 된다. 뿐만 아니라 이미 몸속에 쌓인 화학물질들도 면역력을 떨어뜨리는 것으로 추정된다.

피부를 통해 몸속으로 들어온 화학물질은 **신장이나 간 기능에 장애**를 유발한다. 흡수한 화학물질은 그 양에 상관없이 신장과 간에 부담을 주는 데다 생활용품에 함유된 화학물질의 성분 중에는 신장과 간에 강한 독성을 나타내는 것도 있기 때문이다. 특히 경피독은 음식물과 달리 간에서 해독(초회통과효과)되지 않는다. 매우 복잡한 경로로 체내를 순환하기 때문에 경우에 따라서는 신장이나 간 기능을 손상시키기도 한다.

생활용품의 성분 중에는 **발암물질**도 있다. 만약 그것을 피부로 흡수하면 언젠가는 신체 특정 부위에 머무르면서 다른 화학물질과 결합하게 될 것이다. 암은 몇 가지 위험 요소가 겹쳐져 발생하는 점에서 우리가 매일 사용하는 생활용품의 경피독 역시 암을 일으키는 한 가지 원인이 될 수 있다.

뇌나 신경에 미치는 영향도 걱정스럽다. 피부로 흡수한 합성화학물질은 지방조직에 쌓이는 성질이 있다. 특히 많은 부분이 지방으로 이루어진 뇌는 다른 신체 부위보다 더 많은 영향을 받을 수 있다.

경피독이 어린이나 여성에게 미치는 영향과 세대 전달 독성

경피독 물질이 쌓여서 일어나는 여러 가지 악영향 중에서 가장 우려되는 것은 **부인병**의 증가다. 몇 가지 부인병은 화학물질의 범람에 비례하여 발병 수가 급증하고 있다.

부인병 발병에는 여성호르몬의 정상적인 기능을 방해하는 **환경호르몬**(내분비교란물질)이 관여하는 것으로 지적되고 있다. 환경호르몬은 다양한 경로로 몸속에 들어온다. 생활용품에 함유된 성분 중에도 환경호르몬 작용을 하는 것이 적지 않다. 더구나 생활용품은 매일사용하는 만큼 흡수된 환경호르몬은 몸속에 쌓이기 쉽다. 부인병을 일으키는 원인의 하나로 경피독을 의심하는 이유가 이 때문이다.

신생아의 선천적 이상은 임신 중에 모체가 흡수한 화학물질이나 바이러스가 원인인 경우도 있다. 최근 몇 년간 증가 추세에 있는 **정류고환**이나 **요도하열**** 같은 기형 발병, 뇌 장애 등에는 환경호르몬을 비롯한 모체에 쌓인 화학물질이 큰 영향을 미친 것으로 여겨지고 있다.

** **정류고환, 요도하열** 고환여성화증후군의 일종으로 안드로겐 수용체를 생산하는 X염색체상 유전자에
결함이 있어 발생한다. 남성호르몬 불감성 증후군이라고도 한다.

그림 11 ::: 피부로 흡수하는 화학물질의 이동 경로

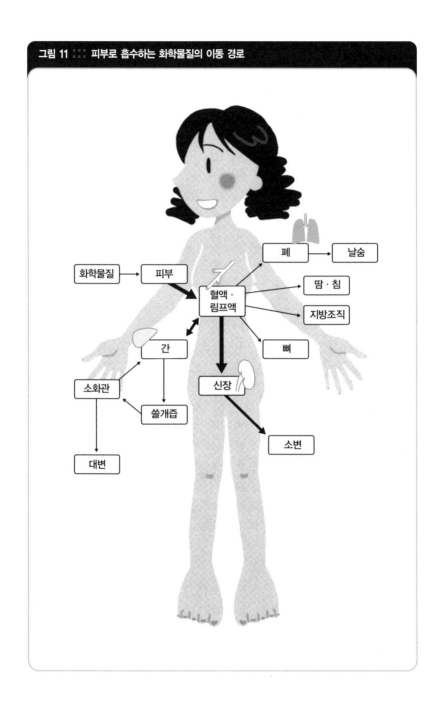

4-6

주방과 욕실에 널려 있는
수많은 화학물질들

우리가 매일 사용하는 세탁용 세제, 주방 세제, 샴푸, 린스에는 어떠한 유해성이 있는지 구체적으로 알아보자.

세탁용 세제

세탁용 세제는 합성세제 중에서 독성이 강한 **합성계면활성제**를 사용한다. 세탁용 세제는 피부에 직접 닿지 않기 때문에 피부를 통해 독성을 흡수할 위험은 크지 않을 것 같지만 세탁한 의류 표면에 세제가 남아 있는 경우에 주의해야 한다. 직물의 뻣뻣함을 줄이고 부피감을 살리기 위해 의류 표면에 코팅을 하는 섬유유연제에는 독성이 더욱 강한 합성계면활성제를 사용한다.

평소 피부가 약하거나 알레르기 증상이 있는 사람은 합성세제로 세탁한 의류를 입기만 해도 피부에 이상이 나타날 수 있다. 특히 화학물질과민증이 있는 사람은 합성세제로 세탁한 의복을 입은 사람 옆에만 있어도 반응이 일어날 수 있다.

비교적 위험도가 낮은 세탁용 세제로는 순비누 세제(성분 표시에 순비누 성분 ○○%로 기재)가 있다. 순비누 세제는 합성계면활성제를 최소한으로 줄이고 천연원료로 만든 비누를 주성분으로 한 것이다.

주방 세제 · 위생 세제

주부습진은 설거지나 빨래를 하느라 물을 자주 사용하는 주부들에게 많이 일어난다. 합성계면활성제를 자주 사용했을 때 나타나는 피부질환이다. 주부습진을 막으려면 주방 세제나 위생 세제는 되도록 합성계면활성제가 들어 있지 않은 제품을 사용하는 것이 좋다.

샴푸 · 린스 · 바디샴푸

시판되는 대부분의 샴푸나 린스, 바디샴푸의 주성분은 합성계면활성제이다. **두피**나 **성기** 주변같이 피부가 얇은 부위는 화학물질 흡수율이 높다. 더욱이 목욕 중에는 피부의 표면 온도가 올라가므로 흡수율은 더욱 높아진다. 이 때문에 우리가 매일 사용하는 샴푸나 린스가 일으키는 경피독이 건강을 해치는 요인으로 작용할 수 있는 것이다.

치약 · 구강청정제

경피독의 영향을 간과하기 쉬운 것 중 하나가 치약과 구강청정제이다. 시판되는 대부분의 치약에는 샴푸와 마찬가지로 계면활성제를 사용한다. 입속은 점막으로 이루어져 있으므로 각질층이 없다. 즉 피부 방어 기능이 전혀 작용하지 않는 상태이다. 그런 부위에 합성계면활성제나 유해 첨가물이 함유된 치약을 사용하면 경피독의 영향이 더욱 강하게 나타나게 된다.

어린이용 치약이라고 별다를 것이 없다. 성인용 치약과 동일한 합성계면활성제가 배합되어 있는 데다, 딸기 맛이니 바나나 맛이니 하는 **합성향료**나 **합성감미료**까지 첨가되어 있다.

구강청정제는 충치를 예방하는 제균 효과가 높다. 그러나 정작 입안에서 중요한 기능을 하는 구강상재균마저 죽게 하기 때문에 오히려 위생적이지 않다는 견해도 있다. 게다가 착색료, 감미료, 보존료 등 유해성이 의심되는 화학물질을 첨가하는 경우도 많다. 경피독의 관점에서 보면 안전한 제품이라고 하기는 어렵다.

건강 시크릿

생활용품에 들어 있는 유해 성분 – 첨가제

대량생산과 대량소비 시대에 제품의 보존성은 꼭 필요한 요소이다. 이를 위해 부패를 막는 살균제나 방부제, 변질을 막는 금속이온봉쇄제 · 산화방지제 등을 첨가하고 있다.

●● 살균제 · 방부제

제품이 부패하거나 곰팡이가 생기는 것을 막아 보존성을 높이기 위해 첨가한다. 제품을 유통하기 위해서는 사용할 수밖에 없다.

• 안식향산 · 안식향산나트륨

치약, 구강청정제, 핸드크림, 애프터셰이브 로션 등에 첨가한다. 식품의 방부제로도 널리 사용된다. 피부를 통해 흡수되면 피부질환을 일으킬 수 있고 눈, 코, 목 등의 점막을 자극하기도 한다. 삼키면 위장장애를 일으킬 수 있고 다량으로 섭취하면 과민 상태, 요실금, 경련, 운동실조 등이 나타날 수 있다. 발암물질이다.

• 오르토페닐페놀(ortho-phenylphenol, OPP)

화장품의 방부제로 널리 쓰인다. 피부를 통해 흡수되면 피부나 점막을 부식시킬 수 있다. 삼키면 간 손상, 헤모글로빈 양 저하, 신장 · 세뇨관 이상, 체중 저하, 수명 단축 등이 일어날 수 있다. 변이원성, 발암성, 환경호르몬 작용이 의심되고 있다.

• 파라벤(메틸파라벤, 에틸파라벤)

샴푸, 린스, 세안 폼, 화장품 등에 배합되어 있는 방부제로 사람에 따라 알레르기 반응이 일어날 수 있다.

●● 금속이온봉쇄제 · 산화방지제

제품의 변질을 막는 첨가제이다. 제품의 안정성 또는 성질과 상태에 악영향을 끼치는 금속성이온과 결합하여 불활성화시키는 금속이온봉쇄제와 산소와 반응하는 것을 억제하여 제품의 산패를 방지하거나 지연시키는 산화방지제가 있다. 세제, 화장품, 입욕제 등 다양한 제품에 사용한다.

• 에틸렌다이아민테트라아세트산 · 에틸렌다이아민테트라아세트산염(EDTA · EDTA-2Na · EDTA-4Na)

세제, 화장품을 비롯한 여러 종류의 생활용품에 금속이온봉쇄제로 사용한다. 피부를 통해 흡수되면 피부나 점막을 자극하고 알레르기를 일으킬 수 있다. 칼슘 결핍증, 혈압 강하, 신 기능 장애 등이 일어날 위험이 있다.

• 뷰틸레이트하이드록시톨루엔(BHT), 뷰틸하이드록시아니솔(BHA)

화장품이나 샴푸 등에 산화방지제로 사용한다. 피부질환이나 과민증을 일으킬 수 있다. 변이원성과 발암성이 의심되며, 뷰틸하이드록시아니솔은 환경호르몬 작용을 하는 것으로 밝혀졌다.

4-7
'무첨가', '천연'이라고 무조건 안심할 수는 없다

화장품

화장수, 유액, 파운데이션 등의 화장품에는 유화제나 보습제로 **합성계면활성제**를 사용하기도 한다. 미백·보습·노화 억제 효과가 있는 유효 성분을 피부로 흡수시키는 것도 합성계면활성제가 하는 역할이다. 그러나 이때 원하지 않는 착색제, 착향제, 보습제, 보존료 등의 유해 성분마저 피부를 통해 들어온다.

화장품을 광고하는 요란한 선전 문구에 나오는 효과가 진짜 있는 것인지도 의심스럽다. 화장품의 유효 성분은 제품에 따라 배합하는 방법이 제각각인 데다, 어떤 제품에는 극히 소량만 들어 있거나 흡수율이 매우 낮은 것도 있다. 특정 성분이 들어 있다고 해서 그만한 효과가 있을지도 의문이고 그 특정 성분보다 유해한 첨가물이 오히려 더 많이 흡수될 수도 있다. 화장품의 성분 표시를 보면 **환경호르몬** 작용이 의심되는 화학물질이 배합된 제품도 종종 볼 수 있다.

최근 들어 "피부의 더러움과 피지를 말끔하게 제거해준다"거나 "색이 잘 지워지지 않고 오래간다"는 것을 특징으로 내세우는 화장품들이 많이 나오고 있다. 이런 화장품일수록 조심해야 한다. '피부의 더러움과 피지를 말끔하게 없애준다' 는 것은 피부의 각질층을 파괴하여 피부의 방어 기능이 작용하지 못하게 하는 것이고, '색이 잘 지워지지 않고 오래간다' 는 것은 유해한 착색제가 피부에 침착된다는 뜻이다.

합성계면활성제나 합성화학물질의 위험성이 밝혀지면서 화장품 업계의 의식도 점차 바뀌고 있다. 유해 첨가물을 최소로 줄이거나 비교적 안전한 천연 성분만으로 만든 화장품들이 시중에 나오고 있다. 그러나 알레르기 증상이나 아토피피부염이 있는 사람은 천연 성분에도 과민하게 반응할 수 있기 때문에 피부에 맞지 않다면 당장 사용을 중지해야 한다.

또한 '무첨가' 니 '천연' 이니 하는 문구만 보고 안심해서는 안 된다. 제품을 시중에 유통하려면 보존제나 방부제는 어쩔 수 없이 사용할 수밖에 없다. 사실 아무것도 첨가하지 않은 제품이란 있을 수 없다. 물론 합성화학물질 투성이인 화장품에 비해 혹시 독성은 덜할지도 모르지만 구입 전에는 반드시 무엇을 근거로 '무첨가' 나 '천연' 이라고 주장하는지를 확인하도록 한다.

파마액 · 염모제

파마액과 염모제에는 독성이 강한 여러 종류의 화학물질을 사용한
다. 그중 환경호르몬 작용을 하는 것으로 의심되는 것도 있다. 특히
두피는 화학물질 흡수율이 높기 때문에 더 위험하다.

각별히 주의해야 하는 것이 염모제에 사용하는 **파라페닐렌디아민**
(p-phenylen-diamine, PPD)이라는 염료다. 드물게 아나필락시스**
(anaphylaxis)라는 강한 쇼크 증상을 일으킬 수 있다.

파마액이나 염모제에서는 코를 쏘는 자극적이고 강한 냄새가 난다.
그만큼 독성이 강하다고 생각해도 된다. 물론 이러한 독성을 고려하
여 약제 사용에 주의하는 미용실도 있겠지만 임신 중인 여성은 파마나
염색 모두 삼가는 것이 좋다.

로션류

남성들이 면도 후에 바르는 애프터셰이브 로션에는 세제와 유사한
성분이 배합되어 있다. 화장수, 향수, 탈취제 등은 피부가 얇은 부위
에 사용된다. 따라서 이런 제품에 들어 있는 합성향료나 첨가제 같은
유독 화학물질이 피부를 통해 흡수될 수 있다.

또한 목욕 중에는 피부 흡수율이 높아지기 때문에 샴푸나 린스뿐만
아니라 입욕제나 입욕 후에 사용하는 로션의 성분도 염려가 된다. 그러

** **아나필락시스** 항원항체반응으로 일어나는 생체의 과민 반응

한 제품들의 주요 성분은 피부를 촉촉하게 하는 보습 효과인데, 보습제나 습윤제의 성분 중에도 독성이 들어 있다.

생리용품 · 종이기저귀

생리용 탐폰이나 생리대, 종이 기저귀는 피부에 직접 바르는 것은 아니지만, 피부 흡수율이 높은 성기에 닿는 것이기 때문에 **경피독**이 더 강하게 작용할 수 있다.

생리용품이나 종이기저귀의 원료인 종이 펄프는 **염소계 표백제**를 사용하여 표백 · 살균하는 경우가 많다. 이런 제품들은 소각 시 다이옥신이 발생하므로 인체에도 영향을 미칠 가능성이 있다. 이와 관련

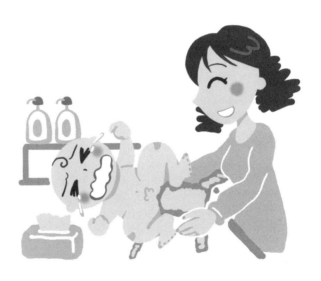

종이 기저귀의 독성은 피부 흡수율이 높은 성기에 닿는 것이므로 되도록 천 기저귀를 사용해 환경오염을 줄이도록 한다

하여 부인병의 하나인 자궁내막증의 발병률과 생리용품에 사용하는 염소계 표백제의 상관성에 관한 연구가 진행되고 있다.

　아기가 변을 본 뒤에 닦아주는 물티슈에도 많은 유해화학물질이 함유되어 있다. **보존제, 산화방지제, 보습제** 등이 이에 해당한다. 시간이 지나도 촉촉하게 젖어 있고 썩지 않는 이유가 바로 이 첨가물들 때문이다. 화학물질에 저항력이 없는 아기에게는 어떠한 첨가물 성분도 위험할 수 있다.

생활용품에 함유된 유해 성분 – 유효 성분의 위험성

제품의 겉보기나 사용감을 좋게 하기 위해 사용하는 성분 중에 주의해야 할 것을 몇 가지 소개한다.

●● 유화제 · 습윤제

유효 성분이 피부에 쉽게 침투하도록 돕거나 보습 효과를 주고 크림 상태로 만들기 위해 첨가한다. 합성계면활성제와 마찬가지로 경피 흡수를 촉진하는 독성이 강한 화학 물질이 들어 있다.

- 디에탄올아민(DEA, diethanolamine), 트리에탄올아민(TEA, triethanolamine) 샴푸, 린스, 화장품, 의약품의 유화제, 보습 및 유연화제로 사용한다. 몸속에서 니트로소아민이라는 발암물질을 생성하기도 한다. 피부나 점막(구강, 소화관 등)을 자극하며, 만성중독이 되면 간이나 신장을 손상시킬 수 있다.

- 프로필렌글리콜(PG, Propylene Glycol) 공업용 부동액에도 들어 있으며 세제, 화장품, 의약품, 치약, 소독제, 물티슈, 입욕제 등 다양한 생활용품에 유화제나 습윤제로 사용한다. 다른 물질이 피부에 쉽게 침투하도록 돕는 작용을 하며 드물게 과민증을 유발할 수 있다. 혈액에 들어가면 적혈구를 파괴한다. 염색체 이상을 일으키고 곰팡이의 성장과 효모의 발육을 억제한다.

●● 자외선 흡수제 · 자외선 차단제

기초화장용 크림, 파운데이션, 립크림 등에 배합되는 자외선 흡수제나 자외선 차단제에는 독성이 강한 성분이 함유되어 있다.

- 우로카닌산에틸 피부로 흡수되면 피부질환이나 알레르기를 일으킬 수 있다. 발암 의심 물질이다.

- 벤조페논(옥시벤존) 피부를 통해 흡수되면 급성 치사 독성을 나타내는 위험 물질이다. 소량이라도 삼키면 메스꺼움이나 구역질이 일어난다. 다량으로 섭취하면 장기를 손상시킬 위험이 있다. 환경호르몬 작용 물질로 의심된다.

●● 착색제

제품에 색을 입히는 성분으로 화장품의 색을 내는 데 사용한다. 착색제에는 카로틴, 울금, 레드비트, 캐러멜, 홍화 등의 천연색소와, 석유를 원료로 화학적으로 합성한 타르색소가 있다. 특히 타르색소는 독성이 강하기 때문에 식품에 대한 사용은 엄격히 제한하고 있다.

• 타르색소

피부를 통해 쉽게 흡수되며 피부질환이나 알레르기를 일으킬 수 있다. 흑색증**을 일으키는 원인 물질이기도 하다. 대다수의 타르색소가 암을 유발하는 것으로 의심되고 있다.

독성이 강한 타르색소에는 적색 200호대, 황색 200호대, 녹색 200호대, 청색 200호대, 주황색 200, 400호대, 갈색 201호, 흑색 401호, 보라색 201호, 401호 등이 있다.

●● 염모제

• 파라페닐렌디아민(p-phenylenediamine, PPD)

염모제에 검은색을 내기 위해 사용한다. 독성이 강하기 때문에 사람에 따라서는 강한 알레르기 반응(아나필락시스)이 일어날 수 있다. 발암물질이다.

●● 형광증백제

세탁물에 잔류하여 섬유를 희게 보이는 효과를 낸다. 형광증백제가 들어 있는 세제로 세탁한 의류를 입으면 경피독의 영향을 받을 수 있다. 특히 신생아나 영유아의 의류, 속옷 등에는 사용하면 안 된다. 찜 요리를 할 때 찜기 바닥에 깔아서 쓰는 면보 등에도 사용하지 않는 것이 좋다.

** **흑색증** 피부에 색소가 침착하여 갈색 또는 검은색 따위의 빛을 띠는 증상

4-8
무엇을 넣는지는
기업만이 알고 있다

생활용품의 **성분 표시**를 보면 경피독 여부를 어느 정도 구분할 수 있다. 생활용품은 포장이나 용기에 배합 성분을 표시하도록 되어 있다. 소비자가 표시된 성분을 보고 제품의 유해성을 확인하도록 하기 위해서다. 그러나 읽기조차 어려운 낯선 성분명을 보고 유해성을 판별하기란 쉬운 일이 아니다.

그러나 현실적으로는 성분 표시를 확인하는 것 외에는 제품의 유해성을 확인할 다른 방법이 없다. 표시되는 성분은 종류가 매우 많아서 우선 유해성이 높은 물질부터 기억해야 한다. 제품을 구입할 때는 표시된 성분 중에 그러한 물질이 배합되어 있는지를 확인하는 습관을 들인다.

성분 표시는 안전한 제품을 선택할 수 있는 중요한 기준이지만 경피독을 유발하는 물질 중에는 표시된 성분만으로는 확인할 수 없는 것이 있다.

그중 하나가 **착향제**이다. 세제나 화장품에는 대개 여러 종류의 착향제를 사용한다. '비누 향'이니 '화장품 냄새'니 하는 것도 여러 가지 착향제를 배합해서 내는 향이다. 그런데 이 착향제는 구성 성분을 모두 표시할 의무가 없다. 그래서 대부분의 기업에서는 성분명 대신 간단히 '향료'**로만 표시하고 있다. 구체적인 구성 성분들을 살펴보면 값싸게 제조할 수 있는 **합성향료**와 천연 소재에서 추출한 **천연향료**가 조합되어 있다. 어떤 향료를 사용했는지는 기업만이 안다.

향료가 경피독을 유발할 위험이 있다고 경고하는 연구자가 있다. 합성향료에 함유된 물질 중에는 경피독이 강해서 **피부질환**이나 **알레르기 반응**을 일으키고 혈액 응고를 방해하는 것도 있다. 또 **발암물질**도 있다. 천연향료도 안심할 수 없다. 사람에 따라서는 알레르기 반응이 일어날 수 있기 때문이다.

샴푸나 세안 폼, 화장품 등은 **'화장품법'**에 따라 제조에 사용한 모든 성분을 표시하도록 되어 있다. 그러나 "피부 트러블과 여드름을 예방한다"거나 "손상된 모발을 정상으로 회복시킨다"는 약효 성분을 배합한 제품은 **'의약외품'**으로 분류되어 구성 성분을 모두 표시할 의

** **향료** 착향제는 '향료'로 표시할 수 있다

무는 없다.

유효 성분이라고 해도 독성이 강하다면 경피독을 의심하지 않을 수 없다. 화장품의 모든 성분을 표시한다고 해도 착향제와 같이 예외적인 경우도 있으므로 주의해야 한다.

경피독이 건강에 해를 끼치기 쉬운 가장 큰 이유는 날마다 반복해서 체내로 흡수되기 때문이다. 이미 흡수된 유해화학물질의 독성을 서서히 조금씩이라도 배출하려면 더 이상 우리 몸에 흡수되지 않도록 애써야 한다.

이 밖에도 가정에서 세제를 사용하고 흘려보내는 가정 배수가 일으키는 환경문제에도 관심을 기울여야 한다. 유해 성분을 함유한 생활용품을 사용하지 않는 것, 경피독의 실상과 폐해를 바르게 인식하는 것은 우리의 건강을 위하고 지구를 되살리는 첫걸음이 될 것이다.

4-9
식물성 천연 성분에도
들어 있는 독소

석유를 원료로 합성한 화학물질은 독성이 강하다고 했는데, 그렇다면 천연식물을 원료로 한 물질에는 과연 독성이 없을까? 그렇지 않다. 식물 중에는 인간이나 동물, 자신 외의 다른 식물이나 미생물에게 독성을 나타내는 성분을 지닌 것이 있다. 그러한 독성을 **식물독소**라고 한다.

요즘 들어 제품의 안전성을 꼼꼼히 따지는 소비자들이 증가하면서 '천연 성분'이나 '식물성 성분' 등을 배합한 제품이 인기를 끌고 있다. 그러나 이런 제품들 역시 독성이 전혀 없다고 단정할 수 없다. 특히 알레르기질환이나 아토피피부염을 앓았던 사람이라면 식물 성분에도 과민 반응이 일어날 수 있다.

염증을 일으키는 식물독소

식물 중에는 접촉에 의해 피부염을 일으키는 독소를 포함한 것이 있다. 접촉성피부염은 4형 알레르기(지연형 알레르기)로 분류하는데, 식물과 접촉한 후 24~48시간 안에 반응이 일어난다. 작은 물집이 생기거나 피부 외에 눈이 충혈되거나 눈꺼풀이 붓고 눈물이 나오는 등의 증상이 나타난다. 대개 가벼운 증상으로 끝나는 경우가 많다.

식물독소는 식물이 스스로 지키기 위해 생성하는 화학물질이다. 사람이나 동물이 식물을 밟거나 먹는 등 해를 끼치지 않도록 접근을 막는 일종의 방어 반응으로 볼 수 있다.

식물의 꽃, 잎, 나무껍질, 열매껍질 등의 성분을 추출한 에센셜 오일(아로마 오일)에도 식물독소가 들어 있는 경우가 있다. 에센셜 오일을 이용한 아로마테라피가 자연요법의 하나로 유행하고 있는데, 알레르기체질인 사람은 접촉성피부염이 일어날 수 있으므로 주의해야 한다(옻, 국화, 백합, 석산**, 앵초, 미나리, 벼, 등대풀**, 귤).

빛이 닿으면 독성을 나타내는 식물독소

식물 중에는 **광감작성**(광알레르기성) **화학물질** 성분을 지닌 것이 있다. 이 물질은 빛이 닿으면 반응하여 피부의 단백질이나 세포의 핵산을 파괴한다. 그러한 식물에 접촉하거나 광감작성 물질이 함유된 생

** **석산** 수선화과의 여러해살이풀
** **등대풀** 대극과의 두해살이풀

활용품을 사용하면 갑작스럽게 피부질환이 생길 수 있다. 광감작성 물질은 운향과, 미나리과 식물에 많이 들어 있다.

식물을 죽이는 식물

자신이 살기 위해 다른 식물의 번식을 방해하는 식물도 있다. 자연의 섭리이기는 하나 식물계에도 생존 경쟁이 존재한다. 다른 식물의 성장을 방해하는 작용을 **알레로파시** [allelopathy, 타감(他感)작용] 라고 한다. 이런 작용을 하는 식물독소는 잎, 줄기, 뿌리, 종자에서 분비된다. 사람에게는 독성을 나타내지 않는다고 하며, 그 독성을 이용해서 살균제나 의약품 등을 만들기도 한다.

곰팡이를 죽이는 식물

자생하는 식물에 곰팡이가 피면 숙주인 식물이 시들기도 한다. 그때문에 자기방어를 위해 곰팡이를 죽이는 독을 분비하는 식물도 있다.

표 16 ⠿ 알레로파시 효과가 있는 식물과 그 성분

❶ 호두나무(호두의 뿌리껍질 성분인 주글론)
알레로파시 효과로 유명하다. 주글론을 분비하여 주변 식물을 시들게 한다.

❷ 녹나무(정유 성분인 캠퍼)
살충 효과가 있다. 진통·소염 효과가 있어 외용 의약품에 이용한다.

❸ 유칼립투스(정유 성분인 시네올)
살균 작용을 하며, 화장품이나 비누의 향료로도 쓰인다.

❹ 소나무(수지를 정제한 테레빈유의 함유 성분인 피넨)
도료나 니스의 용제로 사용하며, 향료나 기침을 멎게 하는 데도 쓰인다.

표 17 ⠿ 곰팡이를 죽이는 효과가 있는 식물과 그 성분

❶ 국화과 식물(꽃이나 잎에서 분비하는 파테놀리드)
곰팡이의 증식을 억제한다. 해열 작용을 하며 눈의 피로를 풀어주는 치료약으로 쓰인다.

❷ 담배(잎에서 분비하는 샤레올, 듀바트리엔디올)
항곰팡이·항균 작용을 한다. 황산니코틴 성분은 살충제로 사용한다.

❸ 튤립(튜리포시드)
봉오리에 함유된 성분은 곰팡이가 번식할 때만 항곰팡이 활성을 나타내는 물질을 생성한다.

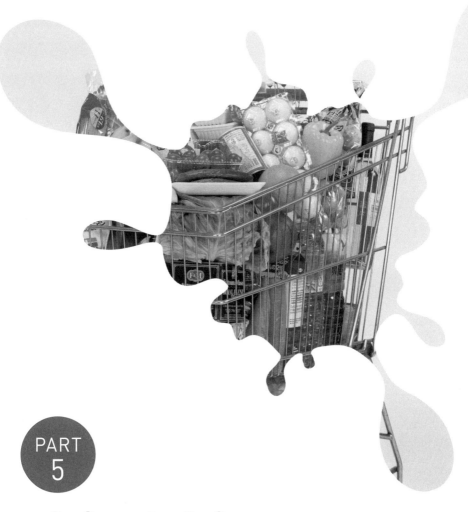

기형을 유발하는
의약품 속 화학물질

해열진통제, 항생제, 아토피약이 아이의 몸을 병들게 한다

5-1
모든 약에는
주작용과 부작용이 있다

약의 기원은 약초학에 있다. 예로부터 약초학을 바탕으로 식물이나 동물, 곤충, 광물 등에서 채취한 성분을 이용해 질병과 상처를 치료하고 예방을 도왔다. 약을 독으로 보는 견해는 그때도 존재했다. 약의 재료가 되는 약초 중에 독성을 가진 것이 있기 때문이다. 옛 사람들은 목숨을 앗아갈 만한 독이 있는 식물도 사용법에 따라 질병을 고치는 약이 된다는 사실을 알고 있었다.

현대의 의약품 역시 독도 되고 약도 되는 것일까? 먹거나 바르거나 주사하여 몸속으로 흡수된 약은 신체의 조직이나 기관에 작용하여 효과를 낸다. 이러한 작용은 신체 조직을 구성하는 물질과 약의 약효 성분이 **화학반응**을 일으킨 결과다.

그런데 이때 한 가지 작용만 일어나는 것은 아니다. 약은 신체 기관에서 증상을 억제하여 질병을 치료하지만 그와 동시에 신체에 유해한 작용을 하기도 한다. 또는 온몸으로 퍼진 약효 성분이 질병과는 상관없는 기관에까지 불필요한 작용을 할 수도 있다.

예를 들어 코감기 약 가운데는 항히스타민 성분을 함유한 제품이 많은데, 이 성분은 비염이나 코막힘을 억제하면서 이와 전혀 다른 작용인 졸음을 유발한다. 코감기 약을 먹으면 졸리는 이유가 바로 이 때문이다.

이처럼 증상을 억제하는 등 약의 본래 목적이 되는 작용을 **주작용**이라고 하고, 목적이 아닌 불필요한 작용을 **부작용**이라고 한다. 어떤 약이라도 반드시 주작용과 부작용이 있다.

역효과나 유해 작용을 의미하는 부작용의 예로는 '질병을 악화시킨다', '예상치 못한 증상이 나타난다', '회복할 수 없는 후유증을 남긴다' 등이 있다. 본래는 질병을 치료해야 하는 약이 우리 몸에 유해한 '독'이 될 수도 있다는 뜻이다.

항히스타민 성분만 보아도 그렇다. 졸리는 것 자체는 신체에 큰 해가 되지 않겠지만, 약을 먹은 후에 운전을 해야 하거나 집중해서 처리해야 하는 일이 있다면 그때의 졸음은 유해한 작용이나 다름이 없다. 항히스타민제는 불면증을 치료하는 약으로도 쓰이는데 이때는 졸음을 유발하는 작용이 주작용이 된다.

현재 시판되는 의약품은 독성이나 부작용에 관한 검사를 충분히 실시한 제품들이다. 부작용이 강해도 질병을 치료하기 위해서는 어쩔 수 없이 사용해야 하는 약도 있지만 부작용이 미치는 악영향을 최소화 하려면 용법과 용량을 지키는 것이 기본이다.

5-2
부작용을 일으키는
다양한 환경과 조건들

먼거나(경구), 바르거나(경피), 주사하는 방법으로 몸속으로 흡수된 약은 혈액의 흐름을 타고 환부에 이르러 작용한다(**분포**). 이렇게 흡수된 약제 역시 외부에서 침입한 이물질에 해당하므로 체내에서 대사된 뒤 몸 밖으로 배설된다.

이 과정에서 약의 목적인 **약효 작용**과 **부작용**이 일어난다. 약을 안전하게 효과적으로 사용하고 부작용에 의한 피해를 입지 않으려면 먼저 약의 효능과 부작용에 대해 정확하게 알아야 한다.

약의 특성에 의한 부작용

약에 함유된 다양한 성분들은 화학반응에 의해 주작용 외의 다른 작용을 일으킬 때가 있다. 항히스타민제가 졸음을 유발하는 것도 약의 특성 때문이다.

의약품은 개발 단계에서 부작용을 검증하기 때문에 어떤 약에 어떤 부작용이 있는지 대부분 밝혀져 있다. 약을 사용하기 전에는 반드시 약을 처방하는 의사나 약사의 복약 지도를 받고, 약물의 용기나 포장에 기재된 정보와 주의사항, 첨부된 의약품 설명서 등을 꼼꼼하게 읽어서 어떠한 부작용이 있는지를 잘 알아두어야 한다.

효과가 없다고 해서 정해진 용량 이상으로 과다 복용하거나 증상이 가라앉았는데도 계속해서 약을 복용하거나 투약 횟수나 간격을 지키지 않아서 증상이 악화되는 것은 약의 특성을 충분히 이해하지 못한 데서 생긴 부작용이다.

음식물 및 다른 약제와 함께 사용할 때 나타날 수 있는 부작용

약도 음식과 마찬가지로 약과 약 사이에 '궁합'이라는 것이 있다. 약을 복용할 때 함께 먹은 음식물이나 다른 약제의 작용으로 약제의 흡수가 방해를 받거나 반대로 약효가 지나치게 강해질 수도 있다.

함께 먹어서 안 되는 약과 음식의 조합으로는 그레이프프루트와 고지혈증 치료제(칼슘길항제**)가 잘 알려져 있다. 고지혈증 치료제를 그레이프프루트 주스와 함께 마시면 약제의 혈중 농도가 과다하게 높

** **칼슘길항제** 심장근육의 수축력을 증가시키는 칼슘의 작용을 억제하여 관상동맥을 확장하고 심근의 경련을 완화하는 약물

아져서 혈압이 비정상적으로 낮아지는(저혈압증) 부작용이 나타난다.

두 종류 이상의 약을 복용했을 때 일어나는 부작용을 약의 **상호작용**이라고 한다. 약의 pH값이나 단백질과의 결합력, 화학반응 등에 의해 서로의 작용을 방해하거나 반대로 효과를 강하게 하는 작용을 말한다.

약의 상호작용에도 셀 수 없을 만큼 많은 종류가 있다. 의사의 처방 없이 개인이 약국에서 여러 종류의 약을 구입하여 복용할 때는 더욱 주의해야 한다. 특히 고혈압이나 당뇨병 약을 상용하는 사람이 주관적 판단으로 다른 약을 함께 복용하면 예상치 못한 상호작용이 일어날 수도 있다. 두 가지 이상의 약물을 함께 복용할 때는 반드시 의사나 약사의 지시를 따르도록 한다.

개인적 조건에 따른 부작용

• 알레르기 반응

알레르기 증상이나 아토피피부염이 있는 사람은 약의 성분이나 효능에 관계없이 알레르기 증상에 따른 부작용이 일어날 수 있다. 약의 성분에 면역 기능이 이상 반응을 일으켜 약의 특성이나 상호작용과는 다른 알레르기 특유의 **발진**이나 **쇼크** 증상이 나타난다.

음식물이나 집먼지진드기, 꽃가루 등에 알레르기 반응이 일어난 적이 있거나 아토피피부염으로 진단받은 사람은 약을 복용할 때 위와 같은 점에 주의해야 한다.

• 연령 · 성별의 차이

어린이나 고령자는 화학물질에 저항력이 약하기 때문에 건강한 성인에게서는 거의 일어나지 않는 부작용도 나타날 수 있다. 태아는 그런 경향이 더 심하다. 임산부가 약을 복용할 때는 저항력이 매우 약한 태아에게 미칠 영향이나 부작용에 주의를 기울여야 한다.

고령자는 신체 기관의 기능이 떨어져 있기 때문에 때로 예상치 못한 부작용이 나타날 수 있다. 나이보다 젊고 건강했던 고령자가 어떤 질병을 계기로 갑자기 쇠약해지는 일도 있다. 신체 기관의 기능 저하는 겉보기로 판단하기 어렵기 때문에 특별한 주의가 필요하다.

• 체내 효소에 의한 차이

대사에는 효소가 관여한다. 이러한 체내 효소는 유전적 체질에 따라 차이가 있다. 사람마다 약을 대사하는 속도가 다르고 주작용이나 부작용도 다르게 나타나는 것은 이런 점 때문이다.

신장과 체중이 비슷해도 약의 효과나 부작용이 더 강하게 나타나는 사람도 있다. 대사 속도의 차이는 그 사람의 체내 효소의 종류나 양을 분석하면 어느 정도 예측할 수 있다.

• 생체 리듬

　시간의 영향을 받지 않는 생명은 존재하지 않는다. 인간은 24시간을 주기로 하는 생체 리듬에 많은 영향을 받는다. 약의 작용도 그러한 생체 리듬에 따라 차이가 난다.

　생체 리듬은 수면과 각성, 정지와 활동, 내분비 리듬과 관계가 깊다. 예를 들어 염증을 억제하는 부신피질 스테로이드제는 야간에 투여하면 부작용이 심하게 나타난다고 밝혀졌다.

5-3
약의 독성으로 유발된 사건들

약을 발매할 당시에는 밝혀지지 않았던 약의 독성이나 부작용이 원인이 되어 다양한 질병들이 생겨난다.

키노포름 중독사건

키노포름(chinoform)은 매우 일반적인 위장약에 배합되었던 약효성분이다. 개발 당시에는 상처의 화농을 막는 외용약으로 사용하였다. 그러던 중 급성 전염성 설사병의 장내 세균을 살균하는 효과가 발견되면서, 1939년부터 경구 투여하는 위장 내복약으로 사용하였다. 당시에는 부작용이 적은 약으로 알려져 비세균성 설사를 치료하는 지사제에도 자주 배합하였다.

키노포름을 사용한 지 40여 년이 지났을 무렵, 장 질환을 치료하던 환자들에게 원인 불명의 신경염이나 하반신마비 등의 증상이 나타났다. 이 증상은 **스몬(SMON)병**(subacute myelo-optico-neuropathy, 아급성 척수 시신경증)이라고 불렸는데, 처음에는 신경성 난치병으로 여겨졌다. 그러나 1970년 니가타 대학의 츠바키 다다오(椿忠雄) 교수가 스몬병과 키노포름의 상관관계를 발표하면서 비로소 병의 실체가 밝혀졌다.

일본의 후생성은 그 사실을 인정하고 곧바로 키노포름제의 판매를 중지했지만 이미 때는 늦었다. 결국 1976년에는 환자 수가 1만 명을 넘었다.

탈리도마이드 사건

탈리도마이드(thalidomide)는 수면제로 발매됐으나 비교적 안전한 약으로 알려지면서 입덧이나 불면증에 시달리던 임산부들도 이용하였다. 탈리도마이드의 진정·최면 작용은 정신적인 불안정에서 비롯되는 임신 초기(3개월 이전)의 입덧(구역질), 식욕 부진, 기호 변화 등의 증상을 가라앉히는 데 효과가 있었다. 그러나 임신 초기에 탈리도마이드를 복용한 임산부가 낳은 아기에게서 손발의 전부 또는 일부가 짧은 기형이 나타났다.

임신 초기는 태아의 주요 장기가 형성되는 시기다. 탈리도마이드와 그 대사산물이 모체의 독성 물질로부터 태아를 보호하는 태반 관문을

쉽사리 통과하여 태아의 기관 형성을 방해한 것이다. 이 사건은 1960년대에 일어난 가장 비극적인 약해 사건이다.

소리부딘과 5-FU

소리부딘(sorivudine)은 강한 통증을 동반하는 **대상포진****에 효과가 있는 내복약이다. 대상포진은 헤르페스 바이러스 감염증의 하나로, 면역 기능이 떨어진 사람에게서 많이 발생한다.

5-FU(5-fluorouracil)란 정확하게는 '플루오로우라실계 항악성종양제'이다. 암세포의 증식을 억제하는 효과가 있는데, 이때 암세포 외에 다른 세포의 증식마저 억제한다.

암환자에게 대상포진이 발생하자 소리부딘과 5-FU를 함께 투여한 결과, 혈액의 백혈구와 혈소판이 급격히 감소하고 심지어 사망에 이른 환자가 발생했다.

장내 세균 등이 소리부딘을 대사하면 브로모비닐우라실이라는 물질로 변하는데, 이 물질은 5-FU를 대사하는 효소의 작용을 방해한다. 그러면 대사되지 못한 5-FU의 양만큼 혈액 속에는 일반적인 상태보다 훨씬 더 많은 양의 5-FU가 잔류하게 된다. 그 결과, 백혈구나 혈소판같이 생명 유지에 필요한 혈액세포가 감소하는 혈액 장애가 일어난다.

** **대상포진** 수두-대상포진 바이러스가 보통 소아기에 수두를 일으킨 뒤 몸속에 잠복해 있다가 다시 활성화되면서 발생하는 질병

소리부딘과 5-FU를 함께 투여할 경우 대사 과정에서 부작용이 일어날 수 있어 현재 병용 금기 약물로 되어 있다.

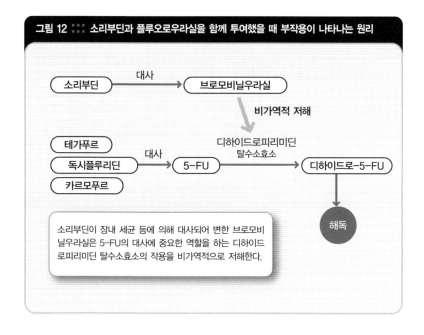

그림 12 ::: 소리부딘과 플루오로우라실을 함께 투여했을 때 부작용이 나타나는 원리

소리부딘이 장내 세균 등에 의해 대사되어 변한 브로모비닐우라실은 5-FU의 대사에 중요한 역할을 하는 디하이드로피리미딘 탈수소효소의 작용을 비가역적으로 저해한다.

표 18 ::: 지금까지 약의 독성과 부작용으로 발생한 사건

1961년	탈리도마이드 사건(탈리도마이드제의 기형유발성이 드러남)
1962년	탈리도마이드의 판매 정지 및 수거
1970년	키노포름 중독 사건(츠바키 다다오 교수가 스몬병과 상관관계를 밝혀냄)
	후생성에서 키노포름의 판매를 중지
1971년	클로로퀸(chloroquine) 사건(항말라리아제인 클로로퀸에 의해 클로로퀸 망막증이 발생)
1972년	스몬병을 난치병으로 지정
1977년	유산방지제 DES(diethylstilbestrol)의 부작용이 밝혀짐
1978년	후생성에서 스몬병 종합대책을 발표
1982년	라이증후군**과 아스피린의 관련성이 지적됨
1985년	첫 일본인 에이즈 환자 발생
1987년	소리부딘 투여로 사망자 발생
	피브리노겐제제에 의한 C형간염 환자 발생
1988년	혈액제제에 의한 에이즈 감염 사실이 밝혀짐
	에이즈 예방법 제정
1989년	에이즈 감염 혈우병 환자가 HIV 소송을 시작
1992년	진통촉진제로 인한 사산 및 자궁파열 등에 관한 보고서가 제출
1993년	소리부딘 사건(암 환자에게 소리부딘을 투여하자 여러 건의 사고 발생)
2002년	후생노동성에서 「피브리노겐제제에 의한 C형간염 바이러스 감염에 관한 조사 보고서」를 제출
	피브리노겐제제 투여로 인한 간염 피해자가 소송을 시작
2004년	후생노동성에서 피브리노겐제제를 투여한 의료기관의 명단을 발표

＊＊ **라이증후군** 어린아이에게 발병하는 급성뇌염증

5-4
어린이들이 자주 먹는 약에도 독성이 있다

성인에 비해 몸집이 작은 어린이는 어른과 똑같은 신체 조건을 갖고 있지 않다. 어린이는 외부에서 침입하는 세균이나 바이러스에 대한 반응, 약의 작용이 성인과 전혀 다르게 나타날 수 있다.

아이의 연령이나 체중에 따라 용량을 조절해서 사용하는 약제도 있지만 유독 아이들에게만 위험한 부작용이 나타나는 약제도 있다. 따라서 성인용 약제를 함부로 아이에게 사용해서는 안 된다.

특히 시판되는 종합감기약이나 종합위장약처럼 여러 종류의 약효 성분이 배합된 약에는 소아에게 맞지 않는 성분이 들어 있을 수도 있으므로 더욱 주의해야 한다. 아이가 갑자기 열이 나고 배가 아프다고 하면 급한 마음에 집에 있는 약을 먹이기도 하는데, 가정상비약도 소아가 복용하면 부작용이 일어날 수 있기 때문에 평소에 주의해야 한다.

특히 알레르기 증상이나 아토피피부염이 있는 아이들은 보통 부작용이 강하게 나타나지 않는 약에도 과민 반응을 일으킬 수 있다.

의사의 처방 없이도 약국에서 구입할 수 있는 일반의약품은 소아용 약제의 적용 연령을 15세 미만으로 하고 있다. 소아용 약제를 구입할 때는 어린이가 복용한다는 사실과 구체적인 증상, 연령, 체중, 알레르기 유무 등을 약사에게 정확하게 알려야 한다.

어린이에게 위험한 아스피린

와파린 같은 해열진통제에 배합된 **아스피린** 성분이 들어 있는 약을 어린이가 복용할 경우 라이증후군(Reye syndrome)이라는 부작용이 발생할 수 있다.

이런 이유 때문에 시판되는 소아용 약제나 병원에서 처방하는 소아용 해열진통제에는 대부분 **아세트아미노펜**(acetaminophen)이나 **이부프로펜**(ibuprofen) 같은 부작용이 적은 약효 성분이 배합되어 있다.

아스피린은 약국에서 파는 종합감기약에도 들어 있어 성인용 감기약을 소아가 복용해서는 안 된다.

라이증후군(급성뇌증)

급성뇌증은 일반적으로 소아에게 많이 발생하는 질병으로 구토, 의식장애, 경련, 고열 등의 증상이 나타난다. 특히 간이나 다른 장기에 지방이 침착되거나 CT 스캔에서 뇌부종이 확인되는 원인 불명의 급성뇌증을 라이증후군이라고 한다.

이런 증상을 보인 환자들 대부분이 급성뇌증이 발생하기 전에 수두나 인플루엔자 등 바이러스성 질환 때문에 해열진통제를 복용했다는 사실이 밝혀지면서 라이증후군의 원인 물질로 아스피린을 의심하게 되었다.

현재는 15세 미만의 소아가 바이러스성 질환에 걸렸을 때는 아스피린이 들어 있지 않은 해열진통제를 처방하도록 하고 있다.

5-5
쇼크, 경련, 유아돌연사의
원인이 되는 소아용 약제의 부작용

화학물질에 저항력이 없는 태아나 영유아에게 특히 더 위험한 약이 있다. 그 내용을 알아보기로 하자.

혈액에 이상을 일으키는 아미노안식향산에틸

마취 효과가 있는 **아미노안식향산에틸**(ethyl aminobenzoate)은 통증이나 구역질을 가라앉히는 성분이다. 치통·해열진통제, 위통을 억제하는 진경제(근육 경련을 진정시키고, 통증을 멈추기 위해 쓰는 의약품), 치질 치료제, 멀미약 등에 배합되어 있다.

약효가 그다지 강하지는 않지만 드물게 쇼크 증상이나 경련 등의 부작용을 일으킬 수 있다. 특히 영유아가 복용할 경우 **메트헤모글로**

빈혈증이 나타날 수 있다.

메트헤모글로빈혈증은 혈액 속에서 산소를 운반하는 헤모글로빈의 기능이 저하되는 질병으로, 전신에 장애가 나타난다. 주로 손끝이나 손톱 등의 피부가 검푸르게 변색되는 치아노제(Zyanose) 증상을 보이며 조금만 운동을 해도 숨이 차게 된다.

메트헤모글로빈혈증은 대부분 유전에 의해 일어나지만 영유아에게서는 아미노안식향산에틸이 배합된 약 때문에 발생할 수도 있다. 따라서 6세 이하의 소아나 수유 중 또는 임신 중인 여성은 아미노안식향산에틸이 들어간 약을 복용해서는 안 된다.

염산프로메타진의 부작용

염산프로메타진(promethazine hydrochloride)은 통증이나 가려움을 일으키는 히스타민의 작용을 억제하는 항히스타민제의 하나다. 알레르기성비염에 효과가 있다고 하여 비염 약에 배합하는 경우가 많다. 구역질이나 현기증을 억제하는 작용이 있어 멀미약에도 배합한다. 또한 팔과 손에 경련이 일어나는 파킨슨병의 치료제로도 널리 이용되고 있다.

이처럼 다양한 종류의 약에 배합된 염산프로메타진은 소아, 특히 유아가 복용할 경우 위험한 부작용을 일으킬 수 있는 것으로 알려져 있다.

갑자기 아기의 심장이 멈추어 사망하는 유아돌연사증후군(sudden

infant death syndrome, SIDS)이나 자는 동안 유아의 호흡이 멈추는 **유아 수면 시 무호흡 발작**에 염산프로메타진이 관여하는 것으로 의심되고 있다.

이 두 가지 모두 생명과 관련된 심각한 부작용이다. 특히 최근에는 태어난 지 얼마 안 되어 알레르기성비염에 걸리는 아기가 늘고 있기 때문에 더욱 우려된다. 신생아나 유아가 복용하는 약은 반드시 병원에서 처방을 받도록 한다.

염산프로메타진이 들어간 약은 모유 수유 중인 여성도 복용해서는 안 된다. 모유를 통해 염산프로메타진이 아기에게 전해질 수 있기 때문이다. 임신 중이나 수유 중에 약을 복용할 때는 반드시 의사나 약사와 상의해야 한다.

5-6
태반까지 통과하는 화학물질들

임신 중에는 소화기관의 활동이 저하되기 때문에 약을 흡수하는 속도가 느려진다. 반면 세포를 둘러싼 혈액이나 림프액은 평소보다 늘어나기 때문에 약이 전신으로 쉽게 퍼진다.

또한 임신 중에는 약 성분이 단백질과 결합하기 어렵기 때문에 혈액 속에 약 성분이 고농도로 존재하는 특유의 반응이 나타나기도 한다. 즉 임신 중에는 약이 체내로 잘 흡수되지는 않지만 약효나 부작용은 오히려 더 강하게 나타날 수 있다.

여기서 가장 우려되는 부분은 화학물질에 저항력이 전혀 없는 태아에게 미치는 영향이다. 독성 물질이 모체에서 태아로 확산되는 것을 제한하는 **혈관-태반 관문**도 모든 약물의 통과를 저지하지는 못한다.

오히려 많은 약물이 태반을 통과해 태아에게 전달된다.

탈리도마이드 사건처럼 모체에는 거의 영향을 미치지 않다가 태어난 아기에게 이상이 발생하는 치명적인 부작용이 일어나는 경우도 있다. 특히 태아의 주요 장기가 형성되는 임신 3개월 무렵까지는 약을 사용할 때 태아에게 영향을 미치는지 세심한 주의를 기울여야 한다.

태아기에 작용하여 태아의 기관 형성에 영향을 미쳐 선천적인 이상을 일으키는 성질을 **기형유발성(최기형성)**이라고 한다. 이 기형유발성은 약의 영향뿐 아니라 영양부족이나 지용성비타민의 과잉 섭취, 어패류에 들어 있는 수은 등의 중금속, 세균이나 바이러스에 의한 감염, 저산소증에 의해서도 나타날 수 있다. 또한 임신 중 알코올 섭취나 흡연, 마약 복용 등도 태아에게 큰 영향을 미칠 수 있다.

임신 후기에 이르면 태아의 신체는 대부분 형성되지만 **피부의 방어 기능, 간의 해독·대사 기능, 혈관-뇌 관문**과 같은 신체를 방어하는 기능은 아직 불완전한 상태이다. 모체가 흡수한 약의 성분은 태반을 통과하여 태아의 몸속으로 침투할 수 있으므로 유해한 약의 사용은 최대한 피해야 한다.

임신으로 진단받은 그 순간부터 약의 복용에 관해서는 산부인과 의사의 지시에 따라야 한다. 임신 중에는 주관적인 판단으로 약을 복용해서는 안 된다. 만약 질병 때문에 임신 전부터 계속 복용해오던 약이 있다면 담당 의사와 산부인과 의사가 협의하여 신중하게 약을 선택해야 한다.

그림 13 ::: 태아가 화학물질의 영향을 받기 쉬운 이유

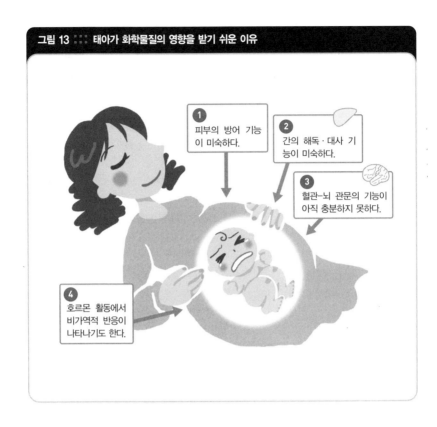

① 피부의 방어 기능이 미숙하다.

② 간의 해독·대사 기능이 미숙하다.

③ 혈관–뇌 관문의 기능이 아직 충분하지 못하다.

④ 호르몬 활동에서 비가역적 반응이 나타나기도 한다.

합성호르몬제가 초래한 비극

여성호르몬에는 여포호르몬인 에스트로겐(estrogen)과 황체호르몬인 프로게스테론 (progesterone)의 두 종류가 있다. 이 두 가지 호르몬은 월경이나 임신뿐만 아니라 여성의 건강을 유지하는 여러 기관을 조절한다. 월경 이상이나 갱년기장애와 같은 여성 특유의 증상에는 화학적으로 합성된 여성호르몬을 처방하는 것이 효과적이다. 경구용 피임약도 합성 에스트로겐과 합성 프로게스테론의 두 가지 합성호르몬으로 이루어져 있다.

DES(디에틸스틸베스트롤, diethylstilbestrol)은 강력한 작용을 하는 합성 에스트로겐 제이다. 갱년기장애나 골다공증, 전립선암 등을 치료하는 데도 쓰인다. DES가 조산이나 유산을 막는 효과가 있다고 하여 미국에서는 1970년대 이전에 많이 이용하였다. 약국에서 쉽게 구입할 수 있기 때문에 임산부나 임신 가능성이 있는 수많은 여성이 이 약을 복용했다.

DES는 유산이나 조산을 막기 위해 대부분 임신 초기에 복용하는데, 이 때문에 합성 호르몬제의 영향이 태아에게 심각한 상처를 남기는 결과를 초래하고 말았다. 이 약을 복용한 여성들의 자녀들 중 딸에게서는 질암, 자궁암, 난소암이, 아들에게서는 고환암, 전립선암이 많이 발생했다.

이들의 대다수는 10대 후반부터 20대 전반에서 암이 발생했다. 생식기에 발생하는 암은 대개 50대 이후에 발병한다는 점에서 이러한 발병 시기는 매우 이른 연령대이다.

임신 초기 태아의 기관 형성기에 태아가 모체에서 합성호르몬제인 DES의 영향을 받아 호르몬 이상이 발생한 것으로 추정된다.

이처럼 모체에 쌓인 독성을 태아가 흡수하는 것을 세대 전달 독성이라고 한다. 엄마가 아무 문제없다고 생각하고 복용한 약이 언제 갑자기 세대 전달 독성으로 바뀌게 될지 알 수 없다.

현재 DES는 손자 대까지 영향을 미치는 것으로 알려져 있다. 태아기에 DES를 다량 흡수한 아기는 체내에 DES가 축적되어 있기 때문에 이 아이가 성장하여 임신을 하면 그 DES가 다시 태아에게로 옮겨간다.

에스트라디올[**]
estradiol

분자량 272.38

CH₃

OH

HO

디에틸스틸베스트롤
DES

분자량 268.35

CH₃

OH

HO

CH₃

** **에스트라디올** 여포호르몬의 하나로, 의약품으로 시판되는 여성호르몬이다.

5-7
수유 중에는 반드시
주의해야 하는 약들

모유는 하얀 혈액이라고도 한다. 모체의 혈액 속 성분들이 모유에도 들어 있기 때문이다. 약은 혈액을 타고 다니면서 효과를 내기 때문에 그 성분이 모유에 들어가는 것은 당연하다.

신생아나 영유아 때는 간이나 신장의 기능이 완전하게 형성되지 않아서 약의 **대사(해독)**나 **배설** 작용이 충분히 이루어지지 못한다. 따라서 모유를 통해 아기의 몸속으로 흡수된 약 성분은 그대로 축적되거나 예상치 못한 유해 작용을 일으킬 수 있다.

병원에서 처방받거나 약국에서 구입할 수 있는 약은 대부분 아기 엄마가 복용할 경우 모유를 통해 아기에게 영향을 미칠 위험이 있다.

수유 중에는 되도록 약을 먹지 않는 것이 안전하지만 꼭 필요하다

표 19 ::: 수유 중 복용에 주의해야 하는 약 성분

❶ 유아가 혼수상태에 빠질 위험이 있는 성분 염산디펜히드라민(항히스타민제), 살리실산디펜히드라민(항히스타민제), 탄닌산디펜히드라민(항히스타민제), 디멘히드리네이트(항히스타민제)
❷ 유아가 신경과민 상태에 빠질 위험이 있는 성분 아미노필린(기관지확장제), 테오필린(기관지확장제)
❸ 모유가 잘 나오지 않게 하거나 유아의 맥박이 빨라지게 하는 약 로토엑스(진경제)
❹ 유아에게 설사를 일으킬 수 있는 성분 센노시드(변비약), 센나(변비약), 대황(변비약), 피마자유(변비약)
❺ 유아에게 알레르기를 일으킬 수 있는 성분 아세트아미노펜(해열진통제), 항생제
❻ 유아에게 메트헤모글로빈혈증을 유발할 수 있는 성분 아미노안식향산에틸(국소마취제)
❼ 유아에게 라이증후군을 유발할 수 있는 성분 아스피린(해열진통제)
❽ 유아돌연사증후군을 일으킬 수 있는 성분 염산프로메타진(항히스타민제)

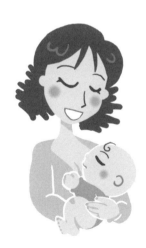

모유는 하얀 피로 불린다. 그러니 되도록 수유 중에는 약을 복용하지 않도록 한다

면 의사나 약사에게 수유 중이라는 사실을 알려서 아기에게 해가 적은 약을 처방받도록 한다.

부득이하게 아기에게 영향을 미칠 수 있는 약을 복용해야 하는 상황이라면 복용 기간에는 수유를 중단하고 분유를 먹이도록 한다.

5-8
알레르기, 아토피 질환 치료제는 단지 증상을 가라앉힐 뿐

알레르기피부염이나 **아토피피부염**을 일으키는 원인 중에는 피부와는 직접 관련이 없는 음식물이나 집먼지진드기를 비롯한 공기 중에 함유된 물질들도 있다. 또 액세서리나 의류같이 피부에 접촉하는 물질 중에 **알레르겐**이 존재하면 알레르기 반응이 일어난다.

꽃가루 때문에 일어나는 비염이나 기관지천식도 알레르기 반응으로 나타나는 증상이지만 가장 흔한 알레르기 증상은 피부발진 같은 피부염이다.

일반적인 습진이나 가려움은 환부에 외용약을 바르면 증상이 완화된다. 그런데 알레르기피부염이나 아토피피부염은 몸속으로 침입한 알레르겐에 대한 면역반응으로 나타나는 전신적인 질병이기 때문에 내복약도 효과를 나타낸다.

이때 사용하는 **항알레르기제 내복약**은 전신용 약제이므로 두드러기, 습진, 염증 등의 피부 증상뿐만 아니라 콧물이나 재채기 등의 비염 증상도 가라앉힌다. 또는 천식이나 꽃가루 알레르기 증상을 완화시키기도 한다.

알레르기피부염이나 아토피피부염을 치료하는 데 가장 효과적인 약은 흔히 **스테로이드제**라고 부르는 부신피질호르몬을 이용한 내복약이다. 스테로이드제는 부작용이 강하기 때문에 의사의 처방 없이는 구입할 수 없다.

한편 약국에서 구입할 수 있는 항알레르기제 내복약은 항히스타민제, 비스테로이드성 항염증제, 비타민제 등이 배합된 것으로 제한되어 있다. 항히스타민제는 가려움을 일으키는 원인 물질인 히스타민의 작용을 억제한다. 비스테로이드성 항염증제는 각 부분의 염증을 가라앉히는 작용을 하며 스테로이드제보다 약효가 세지 않고 부작용도 적은 것으로 알려져 있다.

그러나 이러한 약제가 가려움과 통증, 기침과 콧물을 진정시키기는 하지만 알레르기질환이나 아토피피부염 자체를 치료하는 것은 아니다.

알레르기질환이나 아토피피부염이 있는 사람은 다른 사람보다 화학물질에 더 과민하게 반응한다. 약을 비롯한 어떤 화학물질도 과다 복용하면 독이 될 뿐이다. 경우에 따라서는 약 자체가 알레르기 반응을 일으키기도 한다.

　알레르기질환이나 아토피피부염에 시달리는 환자나 그 가족은 한 시라도 빨리 증세가 가라앉기를 바라는 마음에 약을 장기적으로 사용하는 경우가 많다. 하지만 그러한 약제는 가려움이나 통증을 없애거나 덜하게 만드는 **증상완화제**일 뿐 알레르겐을 제거하는 등의 근본적인 치료제는 아니라는 사실을 알아야 한다.

부신피질호르몬제(스테로이드제)

　부신피질호르몬제는 부신피질에서 분비되는 코르티솔(cortisol)이라는 호르몬을 기본으로 합성한 것이다. 코르티솔은 부신피질에서 나오는 스테로이드호르몬 중 하나인 당질코르티코이드(glucocorticoid)의 일종이다. 그 때문에 부신피질호르몬제를 '스테로이드계 항염증약'으로 부르기도 한다.

　부신피질호르몬은 당질의 대사, 나트륨과 칼륨 등 미네랄과 수분의 조절, 면역 작용 등 중요한 역할을 한다. 또한 스트레스에 맞서 신체가 대항할 수 있도록 저항력을 부여하기도 한다.

　부신피질호르몬제는 몸속에서 통증을 일으키는 염증 물질을 강력하게 억제한다. 이 때문에 아토피피부염이나 기관지천식, 비염 같은 전반적인 알레르기 증상에 효과가 있다.

　병원에서 처방하는 부신피질호르몬제에는 기관지천식이나 류머티즘 치료용 주사제, 내복약, 흡입약 등이 있다. 아토피피부염이나 접촉성피부염에는 외용약(연고, 크림, 로션 등)을 처방하는데, 비교적 약한 작용을 하는 것은 처방전 없이 약국에서 구입할 수 있다.

　부신피질호르몬제는 효과는 강하지만 알레르기질환이나 아토피피부염을 근본적으로 치료하는 약은 아니다. 이는 증상을 억제하는 데 불과하다. 일시적으로는 증상이 사라지더라도 질병이 완치된 것은 아니기 때문에 약을 계속 사용하게 된다. 그러나 부신피질호르몬제는 효과가 강한 만큼 장기간 사용하면 부작용이 나타나기 쉽다.

특히 어린이나 고령자에게는 강한 부작용이 나타날 수 있다. 그러나 현실적으로는 통증과 가려움으로 괴로워하는 아이에게 어쩔 수 없이 부신피질호르몬제를 계속 투여할 수밖에 없는 경우가 많다.

그러므로 부신피질호르몬제를 사용하기 전에는 반드시 약에 대한 충분한 지식과 판단력을 갖춘 의사나 약사와 상담해야 한다. 약국에서 구입할 수 있다고 해서 주관적인 판단으로 부신피질호르몬제를 사용하는 것은 매우 위험하다.

히드로코르티손(코르티솔)

분자량 362.46

5-9
어린이 성장 장애를 초래하는 항생제 남용

세균이 원인인 감염증(감기, 위장장애, 결막염 등)에는 병원에서 **항생제**를 처방할 때가 있다. 유아용 내복약은 보통 먹기 좋게 시럽제나 건조시럽제로 처방한다.

항생제는 세균 번식을 억제할 목적으로 처방하는데, 복용하는 동안 열이 내리거나 기침이 멎는 등 증상이 완화되더라도 처방된 투약 일수의 약은 모두 복용하는 것이 원칙이다.

다만 습진이 생기거나 권태감이 드는 등 질병 이외의 증상이 나타났을 때는 사용을 중지한다. 항생제는 **알레르기**를 일으키기 쉬운 약이기도 하다. 상태가 이상하다고 느끼면 빨리 의사와 상담하도록 한다.

만약 처방받은 감기약 중 항생제가 남았더라도 다음에 감기에 걸렸을 때 그것을 다시 복용해서는 안 된다.

감기에는 세균성 감기와 바이러스성 감기가 있다. 항생제는 세균성 감기에만 효과가 있다. 병원에서 받은 약에 항생제가 없다면 바이러스성 감기라서 항생제가 필요 없었거나 항생제의 부작용을 고려해 처방하지 않았을 수도 있다.

만 5세 이하의 신생아나 영유아는 간이나 신장의 기능이 불완전한 상태다. 약을 대사하고 배설하는 기능이 성인보다 미숙하기 때문에 항생제가 뼈나 근육 발육에 영향을 미칠 수 있다. 병원에서는 의사의 진단에 따라 항생제의 효과와 부작용을 고려하여 소아의 연령, 체중, 체질에 맞는 항생제를 처방한다. 따라서 '살균 작용이 있다'거나 '항생제를 먹으면 어떤 질병도 나을 수 있다'는 생각에 함부로 항생제를 사용해서는 안 된다.

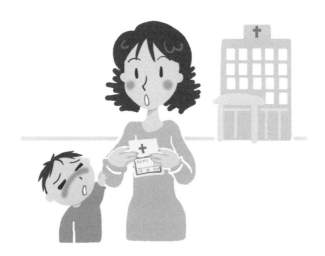

소아에게 항생제는 뼈나 근육의 발육에 영향을 미치므로 함부로 남용해서는 안 된다

한방약의 장단점

　한방약은 환자의 체질이나 병증에 따라 처방하기 때문에 '이 질병에는 무조건 이약효 성분이 효과적'이라는 원칙은 없다. 한방약의 장점 중 하나는 양약을 복용한 후에 자주 나타나는 속쓰림이나 메스꺼움 같은 부작용이 거의 없는 것이다.

　양약을 복용할 때와는 달리, 한방약을 복용하면 질병이 치유되는 과정에서 일시적으로 증상이 악화되는 현상이 나타난다. 이것을 명현(瞑眩) 반응이라고 하며, 한방약을 복용했을 때 일어나는 특유의 반응이다.

　한방약은 이렇다 할 부작용이 없어 안전하다고 생각하겠지만 부작용이 아예 없지는 않다. 예를 들어 갈근탕에 들어가는 마황이라는 약재 성분은 교감신경을 흥분시키는 작용을 한다. 혈압이 오르거나 부정맥이 나타날 수 있으므로 고혈압이나 심장병이 있는 사람은 복용에 유의해야 한다.

　또한 한방약에 널리 쓰이는 감초에도 위알도스테론증(무력감, 부종, 저칼륨혈증 등)이라는 부작용이 있는 것으로 알려져 있다.

　한방약을 양약과 병용하면 상호작용이 일어날 수 있다는 보고도 있다. 위장장애 등에 처방하는 소시호탕(小柴胡湯)을 간염 치료제인 인터페론과 함께 복용한 결과, 바이러스나 세균이 원인이 아닌 폐렴(간질성폐렴)이 발생한 사례가 있다. 현재 이 두 가지 약은 함께 사용하는 것을 금지하고 있다.

　또한 감초와 이뇨제(프로세미드, 에타크린산, 티아지드계 이뇨제)를 함께 복용하면 혈청의 칼륨이 저하되어 저칼륨혈증이 일어날 위험이 있다.

　양약과 한방약을 병용했을 때 일어나는 상호작용에 관해서는 아직 명확하게 밝혀지지 않은 점들이 많기 때문에 복용할 때는 2~3시간의 간격을 두는 등 주의가 필요하다.

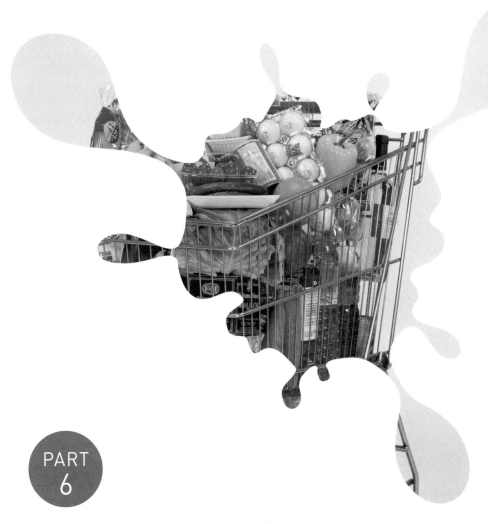

희귀병을 유발하는
자연 속 화학물질

살충제, 제초제, 유전자변형에 의한 자연의 오염

6-1

농약, 자연에 뿌려지는
생활 속 독약

농약은 농작물(수목, 농산물, 임산물 포함)을 해치는 균, 곤충, 응애(거미강 진드기목 가운데 후기문아목metastigmata을 제외한 거미류의 총칭), 선충, 바이러스, 잡초와 그 밖에 병해충을 방제하거나 농작물의 생리 기능을 증진하거나 억제하기 위해 사용하는 약제이다. 다시 말해 농약은 생물의 접근을 막거나 번식을 억제하고 죽이는 화학물질이다. 농약에는 **살균제**, **살충제**, **제초제** 외에도 해충의 증식을 억제하는 **불임화제**, 해충을 유인하여 죽이는 **유인제**, 해충이 오지 못하게 하는 **기피제** 등이 있다.

이 책에서 다루는 화학물질들은 특정 목적을 위해 개발했지만 부차적으로 독성을 나타낼 수 있는 것이 대부분이다. 그러나 농약은 처음부터 독을 목적으로 만든 화학물질이라는 점에서 다른 화학물질과는 다르다.

농작물의 병충해는 인류가 경작 활동을 해온 역사만큼 오래된 문제다. 『구약성서』에는 메뚜기에 의한 농작물의 피해가 기록되어 있다. 그 피해에서 벗어날 수 있는 길은 오직 기도뿐이었다. 역사가 오래된 농약으로 염화수은이 있다. 품명은 승홍이며, 300여 년 전부터 목재의 방부제로 사용하고 있다.

예전에는 콩과 식물인 데리스의 뿌리에서 추출한 로테논(rotenone) 이나 제충국(除蟲菊) 꽃에 들어 있는 피레트린(pyrethrin) 같은 천연 원료로 만든 농약을 사용했다. 그러나 지금은 비용이 저렴하고 안정적으로 제조할 수 있다는 이유로 석유로 만든 합성화학물질을 원료로 제조하는 것이 일반적이다.

화학적으로 합성하여 만든 농약은 생분해도가 낮고 몸속에 흡수되면 쉽게 축적되는 성질이 있다. 이 때문에 반복해서 흡수하면 체내에 농축된다(**생물농축성**). 천연 원료를 이용한 농약보다 독성이 더 강하다는 뜻이다. 식탁에 오른 농작물에도 여전히 농약이 남아 있거나(**농약잔류성**) 살포 또는 폐기한 농약이 토양에 계속 남기도 한다.

자신의 손으로 직접 농약을 다루지 않는다고 해도 우리 생활 곳곳에서 농약을 찾기란 어렵지 않다. 식품의 안전을 위협하는 요소 중 하나가 식탁에 오르는 채소나 과일의 잔류 농약이다. 대부분의 곡물과 채소, 과일은 재배 과정에서 농약을 사용해서 관리한다. 공원이나 공공시설, 인근 논밭 등 우리가 생활하는 주변에도 정기적으로 농약을 살포하고 있어 가정의 식수에까지 피해가 확산되기도 한다. 이로 인해 논밭 인근의 주민들에게서 **알레르기 증상**이나 **화학물질과민증**이 일어난 사례가 자주 보고되고 있다.

가정에서 흔히 사용하는 일부 살충제(일례로 에프킬라)나 방충제에도 독성이 매우 강한 농약 성분이 들어 있다.

현대 생활에서는 농약을 무조건 멀리할 수만은 없다. 그러나 농약이 독성을 지닌 화학물질인 것은 분명하다. 농약은 처음부터 해충을 죽일 목적으로 만들어낸 약품이므로 그 독성이 식물이나 작은 동물 그리고 인간의 건강에까지 해를 미치는 것은 어쩔 수 없는 일이다. 그래서 더더욱 농약의 독성에 대해 잘 알고 있어야 한다.

6-2
세계적으로 사용을 금지하는
잔류성 유기염소계 농약

　20세기 들어 농업에 DDT(dichloro-diphenyl-trichloroethane)를 비롯한 **유기염소계 농약**이 급속히 보급되었다. 유기염소계 농약은 공업적으로 합성하기가 비교적 쉽고, 곤충의 신경세포에 작용하여 신경 전달 체계를 방해하는 신경독 효과가 매우 강력하다. 또한 인간이나 동물에 대한 급성 독성치 LD50가 비교적 낮은 것으로 알려져 있다.

　유기염소계 농약은 전 세계에서 사용됐지만, 이후 잔류성과 생물농축성이 문제가 되어 현재는 선진국을 중심으로 제조 및 사용을 금지하고 있는 실정이다. 일본에서는 1971년에 DDT와 BHC(benzene hexachloride)의 농약 사용을 금지했고 1975년에는 모든 유기염소계 농약의 등록을 취소했다.**

유기염소계 농약이 근대 농업이 발전하는 데 크나큰 기여를 한 것은 분명하지만 인간을 비롯한 동물의 건강과 환경에 끼친 악영향 역시 지대하다. 사용하지 않은 지 오래되었지만 여전히 생태계에 미량 잔류하는 것으로 확인되었고, 최근에는 **환경호르몬** 작용으로 세계적인 문제가 되고 있다. 유기염소계 농약은 PCB(폴리염화바이페닐)나 다이옥신과 함께 '잔류성 유기 오염물질에 관한 스톡홀름 협약' 관리 대상 물질이다.

DDT

린덴(lindane)*
BHC

** 우리나라에서는 토양 잔류성을 이유로 DDT는 1969~1971년에, BHC는 1969~1979년에 품목을 폐지하였다

** **린덴** r-BHC를 99% 이상 함유한 살충제

유기염소계 농약의 개발 과정

　공업용으로 다양한 용도로 쓰이는 수산화나트륨(NaOH)은 다음 두 가지 반응에 의해 만들어진다.

❶　$2NaCl(식염수) \rightarrow 2NaOH + H_2 + Cl_2$

❷　$2Hg + 2NaCl \rightarrow 2HgNa + Cl_2$

　　$2HgNa + 2H_2O \rightarrow 2NaOH + H_2 + 2Hg$

　이들 반응에서 문제가 된 것은 부차적으로 생성되는 염소(Cl_2)의 이용이었다. 그런데 석유에서 가솔린을 정제한 후에 남는 탄화수소를 이용하여 염소 화합물을 합성할 수 있게 되었다. 그렇게 해서 만든 염소계 탄화수소에 살충작용이 있는 것으로 밝혀지면서 저렴한 비용으로 대량생산을 할 수 있는 농약으로 사용하게 되었다.

6-3

해충을 죽이려고 만든 농약이
인간을 죽인다

유기염소계 농약은 현재 사용하지 않지만 잔류성이 높기 때문에 아직도 생태계에 악영향을 끼치고 있다.

DDT〔분자량 354.49〕 - 환경호르몬, 발암성, 다이옥신 발생

일본에 DDT가 도입된 것은 제2차 세계대전이 끝나고 얼마 되지 않아서였다. 방역대책이나 어린이들의 머릿니 치료제로 널리 이용되었고 고도성장기에는 생산량이 급증하기도 했다.

이후 환경오염과 건강에 미치는 악영향이 세계적인 문제가 되면서 판매가 금지되었다. 그러나 사용을 완전히 금지할 때까지는 흰개미 방제제 등으로 쓰였고 재고품은 현재 동남아시아 등의 개발도상국에

수출하고 있다.

DDT는 신경세포의 활동전위에 이변을 일으켜 정상적인 신경 전달을 방해하는 방법으로 해충을 죽인다. 인간도 다량으로 흡수하면 마찬가지 결과가 나타난다. DDT는 지용성이기 때문에 뇌에 축척되기 쉽고 농도가 상승하면 증상이 진행된다. 주된 증상은 **운동실조**(뇌 또는 척수에 장애가 와 근육 조절이 마음대로 되지 않는 병)와 **경련**이다.

DDT와 그 대사산물인 DDE나 DDD는 림프구의 염색체 이상을 유발한다. 실험에서 쥐에게 DDT를 투여한 결과 간 종양, 림프종, 폐종양이 발생했고, DDE나 DDD를 투여하면 간암이 발생했다.

DDE와 **유방암**의 상관관계가 보고된 적도 있다. DDE는 남성호르몬인 테스토스테론(testosterone)이 안드로겐 수용체와 결합하는 것을 방해하는 **환경호르몬 작용**을 한다.

디엘드린(분자량 380.92) - 환경호르몬, 발암성, 다이옥신 발생

디엘드린(dieldrin)은 소나무에 기생하는 해충을 비롯한 수목 해충을 방제할 목적으로 사용했던 농약이다. 일본에서는 1975년 6월에 농약 등록을 취소하였고, 1981년에는 '화학물질의 심사 및 제조 등의 규제에 관한 법률'에서 제1종 특정 화학물질로 지정하고 어떠한 용도로도 제조·판매·사용할 수 없도록 금지하였다. [**]

디엘드린은 신경전달물질인 아세틸콜린의 방출을 억제하는 감마아미노낙산(GABA ; 가바라고도 하는데 1950년 유진 로버츠가 발견한 자연계에 존재하는 아미노산의 하나로, 혈압 저하 및 이뇨 작용에 효과가 있다)의 기능을 방해한다. 그 결과로 해충은 아세틸콜린 과잉 상태가 됨으로써 부교감신경과 운동신경이 정상적으로 작용하지 못하여 죽게 된다.

인간의 림프구를 이용한 실험에서는 디엘드린이 돌연변이를 일으킬 가능성이 있는 것으로 보고되었다. 쥐에게 80주간 디엘드린을 투여한 결과 **간세포암**이 발생했다. 또한 덴마크에서 유방암 환자를 대상으로 한 조사에서는 디엘드린과 **유방암**의 상관관계가 확인되었다.

[**] 우리나라에서는 토양 잔류성을 이유로 1969~1970년에 품목을 폐지하였다

6-4
아직도 검증되지 않은 농약의 독성

유기인계 농약은 살충 효과가 있는 '인산에스테르'의 총칭으로, 종류가 매우 많고 현재도 널리 사용하고 있다. 유기인계 농약은 신경 전달물질인 아세틸콜린을 분해하는 효소의 기능을 저해한다. 초기에 개발된 파라티온(parathion)이나 텝(TEPP) 등은 사람이나 동물에게 강한 독성을 나타내는 것이 많았다. 이로 인해 중독사고가 빈번히 일어나고 자살이나 타살 등에 독약으로 이용되기도 했다. 현재 일본에서 사용하는 유기인계 살충제는 사람이나 동물에 대한 독성은 약하다고 하지만 생분해도가 낮아 생물농축성이 문제가 되고 있다.

화학무기인 사린(sarin)이나 VX가스는 유기인계 물질이다. 일본의 마쓰모토 사린 사건**과 지하철 사린 사건**의 피해자들에게는 유기

표 20 ::: 어독성 시험의 평가

분류	잉어의 TLm**	물벼룩의 TLm
A류	10ppm 이상	0.5ppm 이상
B류	10~0.5ppm	0.5ppm 이하
B-s류	2ppm 이하로 B류 중에서도 주의해야 할 것	
C류	0.5ppm 이하	
D류	0.1ppm 이하	

인계 중독 증상이 나타났다. 중국산 냉동식품에서 검출된 **메타미도포스**(methamidophos)도 유기인계 농약이다. 이것을 고농도로 흡수하면 사린을 흡수했을 때와 마찬가지 증상이 나타난다.

　카바메이트계 농약은 카라발콩에 함유된 피조스티그민(physostig-mine)의 살충 효과를 이용해서 개발한 것이다. 일반적으로는 유기인계 농약에 비해 어류나 사람에 대한 독성은 약한 것으로 알려져 있다. 열, 빛, 산성에서는 비교적 강하지만 알칼리성에서는 쉽게 가수분해되어 효과가 없어진다. 최근에는 카바메이트계 농약에 저항성을 가진 진딧물이 증가하고 있다.

＊＊ **마쓰모토 사린 사건** 1994년에 나가노 현 마쓰모토(松本) 시에 맹독성 사린이 살포되어 8명의 사망자와 660명의 중경상자를 낸 사건
＊＊ **지하철 사린 사건** 1995년에 도쿄의 지하철에서 신흥 종교단체인 옴진리교가 사린을 살포하여 다수의 사상자를 낸 사건
＊＊ **TLm** median tolerance limit(반수치사농도)

농약에 관한 법률과 조약

●● 농약관리법

일본에서는 잔류 농약이나 환경오염의 위험이 있는 농약은 농림수산성의 '농약관리법'으로 관리하고 있다. 제조업자가 농약을 국내에서 제조하여 판매하려면 농약의 약효, 약해, 독성 및 잔류성 등을 검사받아 안전성이 확인된 경우에만 품목을 등록할 수 있다. 공업용이나 가정용 살충제 등은 '화학물질의 심사 및 제조 등의 규제에 관한 법률'이나 '약사법' 등으로 관리하고 있다.**

●● 잔류성 유기 오염물질에 관한 스톡홀름 협약
(Stockholm Convention on Persistent Organic Pollutants, POPs 조약)

2001년에 채택되었다. 회의 개최지였던 스웨덴 스톡홀름의 지명을 따서 '스톡홀름 협약' 또는 협약의 대상물질인 잔류성 유기 오염물질(Persistent Organic Pollutants, POPs)의 영문 첫 글자를 따서 'POPs 조약'으로 불린다.

독성, 난분해성, 생물농축성 및 발생원에서 멀리 떨어진 지역까지 이전되는 성질을 함유하고 있는 폴리염화바이페닐(PCB), DDT, 다이옥신류, 알드린(aldrin), 디엘드린, 엔드린(endrin), 클로르데인(chlordane), 헵타클로르(heptachlor), 톡사펜(toxaphene), 미렉스(mirex), 헥사클로로벤젠(hexachlorobenzene), 퓨란류의 12종류의 잔류성 유기 오염물질로 인한 지구환경의 오염을 막기 위해 국제적으로 협조하여 그 제조·사용을 금지하고, 재고·폐기물을 적정하게 관리 및 처리하며, 나아가서는 이 대책을 각국에서 실시할 방안을 마련하도록 규정하고 있다.

** 우리나라에서는 전염병을 예방하기 위해 살균·살충 및 이와 유사한 용도로 사용하는 제제는 의약외품으로 약사법으로 관리하고 있다

중국산 냉동만두 사건의 주역

2008년 1월, 일본 지바 현과 효고 현에서 중국산 냉동만두를 먹은 사람들이 식중독에 걸린 사건이 있었다. 원인 물질은 메타미도포스라는 농약으로, 일본에서는 이미 사용을 금지한 품목이다. 메타미도포스 및 그것과 관련성이 높은 아세페이트(acephate)라는 농약에 대해 알아보기로 한다.

●● 메타미도포스[분자량 141.13] – 발암성, 다이옥신 발생, 환경호르몬

메타미도포스는 유기인계 농약의 하나로 일본에서는 농약으로 등록되어 있지 않다. 메타미도포스는 같은 유기인계 농약인 아세페이트(1973년에 일본에서 농약 등록됨)의 대사산물이기도 하다. 아세페이트는 채소의 해충을 방제하는 데 사용하는데, 인간에게 암을 유발하는 것으로 의심되고 있으며 중독되면 유기인제 중독 증상이 나타난다.

이전에는 일본에서 사용하지 않는 메타미도포스가 일본의 국내산 농작물에서 검출된 일이 있었다. 농작물이나 토양에 잔류하는 아세페이트가 메타미도포스로 전환된 것으로 보인다.

$$H_3CS \diagdown \quad \overset{\displaystyle O}{\underset{\displaystyle |}{\|}} \qquad$$
$$P — NH_2$$
$$H_3CO \diagup$$

아세페이트	메타미도포스
acephate	methamidophos

$$H_3CS \diagdown \quad \overset{\displaystyle O}{\|} \qquad$$
$$P — NHCOCH_3$$
$$H_3CO \diagup$$

메타미도포스를 수컷 쥐에 투여하면 정자의 운동성이 떨어지고 이상 정자가 증가하며 임신한 쥐에 투여하면 태어난 쥐에게 발달장애가 나타나는 것으로 보고되었다.

메타미도포스는 강한 독성 때문에 선진국에서는 사용하지 않지만 이따금 수입 채소(중국산)에서 검출된 적은 있었다. 그러나 중국산 냉동만두에 의한 식중독 사건에서 검출된 메타미도포스는 검출 농도나 부위로 보아 누군가가 고의로 넣은 것으로 추정된다.

●● 아세페이트[분자량 183. 17] – 발암성, 다이옥신 발생, 환경호르몬, 어독성 A

유기인계 살충제로 일본에서는 1973년 10월에 농약으로 등록되었다. 채소의 해충, 배추밤나방 유충 등을 방제할 목적으로 사용한다.

아세페이트 용액을 물오리의 수정란 겉에 바른 결과, 성장이 지체되고 부리, 눈, 목에 이상이 나타나는 것으로 보고되었다. 또한 인간의 태아 세포를 이용한 배양 실험에서도 변이원성이 나타났다.

6-5
기형과 암, 불임을
유발하는 농약

유기인계, 카바메이트계 농약은 현재 널리 사용되고 있다. 그러나 우리는 이러한 농약이 인간과 같은 포유동물에게 불임과 같은 해를 주는 것으로 알고 있지만, 잦은 농약 사용으로 인해 식물도 불임 현상이 일어나 최근에는 과수원에서도 인공수분을 시도하고 있다. 여기서는 먼저 그 독성에 대해 알아보기로 하자.

파라티온(parathion) 〔분자량 291.27〕
– 환경호르몬, 어독성 B

파라티온은 일본에서 1951년부터 사용하기 시작했으며 1972년 5월에 농약 등록이 취소되었다.** 매우 강력한 독성 때문에 1953년에는 70명의 사망자와 1564명의 중독 환자, 이듬해에는 70명의 사망자와 1887명의 중독 환자가 발생한 것으로 보고되었다. 자살이나 타살에 이용하여 사망한 사람의 수는 해마다 100명이 넘었다.

현재는 '독물 및 극물에 관한 법률' ** 에서 특정 독물로 지정하고 있다. 특히 파라티온은 피부 흡수율이 높은 **경피독 물질**이라서 농약을 취급하는 사람들에게 중독 사고가 많이 일어났다.

파라티온이 몸속에 흡수되면 간에서 파라옥손(paraoxon)이라는 맹독성 물질로 전환된다. 이 파라옥손은 아세틸콜린의 분해를 저해하는데, 이 때문에 민무늬근(내장이나 혈관 따위의 벽을 이루는 가로무늬가 없는

** 우리나라에서는 급성 독성을 이유로 1991년에 품목을 폐지하였다

** 우리나라에서는 1990년 8월에 독물 및 극물에 관한 법률이 폐지되고 유해화학물질 관리법으로 명칭이 변경되었다

근육)이나 뼈대근(이두박근이나 삼두박근처럼 골격을 움직이는 근육)의 수용
체 부근에서 아세틸콜린의 농도가 높아진다.

그 결과 아세틸콜린의 과잉 작용으로 타액 분비 과다, 발한, 메스
꺼움, 구토, 두통, 복통, 설사, 경련 등의 중독 증상이 나타나고, 심
해지면 **호흡곤란**이나 **호흡정지**에 이르게 된다. 파라티온 중독의 특
징적인 반응은 동공이 축소되는 증상이다.

치료에는 아세틸콜린의 과잉 작용을 억제하는 항콜린제(아트로핀)
나 유기인제와 결합하는 약제(프랄리독심)를 사용한다.

마라티온(malathion) 〔분자량 320.38〕
- 환경호르몬, 어독성 B

마라티온은 파라티온과 더불어 대표적인 유기인계 농약이다. 해충
방제를 목적으로 지금도 사용하고 있다. 일본에서는 사용을 금지하고
있지만 '**수확 후 농약 처리**(Post-harvest treatments)'된 수입 농작물
(주로 곡물)에서 마라티온이 검출된 적이 있다.

$$H_3CO - \overset{\overset{\text{S}}{\|}}{\underset{\underset{\text{OCH}_3}{|}}{P}} - S - \overset{\overset{}{}}{\underset{\underset{\text{CH}_2 - COOC_2H_5}{|}}{CH}} - COOC_2H_5$$

마라티온
malathion

마라티온은 수생생물에 대해 강한 독성을 나타낸다. 잉어를 이용한 어독성 시험에서는 어독성이 B급으로 평가되었으나 무지개송어를 이용한 실험에서는 잉어의 약 270배나 되는 어독성 반응이 나타났다.

마라티온은 **작물 잔류성 농약** 및 **수질오염성 농약**으로 지정되어 있다.

다이아지논(diazinon) 〔분자량 304.35〕
– 환경호르몬, 어독성 B-s

지금도 일반적으로 사용하고 있는 유기인계 농약으로 원예용을 비롯하여 해충 방제를 목적으로 널리 쓰인다. 일본에서는 독물 및 극물에 관한 법률에서 극물로 지정하고 있다. 가정용은 바퀴벌레나 흰개미 살충제로 쓰이기도 한다.

중독되면 유기인제 중독 증상이 나타난다. 포유동물은 효소의 작용으로 곤충에 비해 독성이 크게 작용하지 않는다고 하지만 그 사실을 부정하는 사례가 보고된 바 있다.

다이아지논
diazinon

임신 중인 개(비글)에게 다이아지논 5mg/kg을 경구 투여한 결과, 어미 개가 신경질적이 되어 새끼를 사산하거나 태어난 새끼가 사망한 예가 있었다. 또한 암퇘지에게 투여했더니 태어난 새끼 돼지에게 두개(頭蓋) 기형이 나타났다.

디클로르보스(dichlorvos, DDVP) 〔분자량 220.98〕
– 환경호르몬, 발암성, 다이옥신 발생, 어독성 B

휘발성이 높은 유기인계 농약이다. 다양한 농작물의 해충을 방제하기 위한 살포제, 가정용 스프레이식 살충제, 훈연 살충제 등으로 널리 사용되고 있다. 유기인계 농약인 트리클로르폰(trichlorfon, DEP)의 대사산물이기도 하다.

디클로르보스는 현재 사용하고 있는 유기인계 농약 중에서도 독성이 매우 강하기 때문에 부분적으로 사용을 금지하는 등 최근에는 사용법을 재검토하고 있다. 휘발성이 높으므로 정해진 살포 시간, 살포 농도를 반드시 지켜야 한다. 열에는 안정적이지만 알칼리성에서는 신속하게 가수분해된다.

알디카브(aldicarb) 〔분자량 190.27〕

일본에서는 농약으로 등록되어 있지 않은 카바메이트계 농약이다.**
1984년 12월 인도 네팔 시의 농약 공장에서 알디카브의 원료인 메

** 우리나라에서는 급성 독성을 이유로 1991년에 품목을 폐지했다

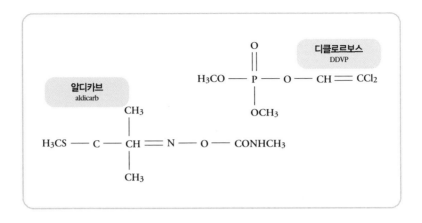

틸이소시아네이트(맹독 휘발성 가스)가 유출되는 사건이 일어났다. 이 일을 계기로 알디카브의 맹독성이 알려졌다. 당시 인근 주민 50만 명이 가스에 노출되어 그중 약 2,500명이 사망했다. 그 밖에 **유산, 호흡기 장애, 실명, 시력 장애** 등의 증상을 나타내는 중독 환자가 다수 발생했다. 독성이 밝혀진 지금도 여전히 알디카브의 사용을 허가하고 있는 나라도 있다.

메소밀(methomyl) 〔분자량 162.22〕
- 환경호르몬, 발암성, 어독성 B

메소밀은 농업용으로 사용하는 카바메이트계 농약이다. 인간이나 동물에게 강한 독성을 나타낸다. 몇 년 전 일본에서는 누군가 고의로 메소밀을 섞은 먹이 때문에 들새와 개, 고양이가 중독사하는 사건이 잇따라 일어났다. 일반적인 농약이라서 비교적 쉽게 구할 수 있는 것도 문제다. 일본의 과학경찰연구소 발표에 따르면 농약 중독 환자의

$$H_3C \diagdown$$
$$C = N - O - CONHCH_3$$
$$H_3C \diagup$$

메소밀
methomyl

약 10%는 메소밀이 원인인 것으로 나타났다.

메소밀은 산성이 강한 위액 속에서 햄 등에 첨가되는 아초산염과 반응하여 **발암물질**로 변하는 것으로 알려져 있다.

급성 독성과 어독성 시험

농약으로 인한 급성 독성 사고는 농약을 제조, 판매, 운반, 살포 중에 흡입하거나 피부로 접촉했을 때 또는 실수로 마셨을 때 일어난다. 일반적인 증상은 수시간 이내에 나타난다. 두통이나 목의 통증과 같은 가벼운 증상이 나타나기도 하고 경련이나 의식불명 등의 중증이 나타나기도 한다.

급성 독성으로 인한 중독 사고는 농약을 제조하는 공장의 근로자, 농약을 다루는 농민, 방제업 종사자뿐만 아니라 흰개미 방제제나 방역용 농약을 처리한 실내에 들어간 사람, 농약을 공중 살포한 곳의 인근 주민에게서도 일어난다. 또한 가정에서는 살충제 사용으로 급성 독성에 의한 사고가 일어나기도 한다.

표 21 ::: 유기염소계 살충제의 급성 독성

물질명	상품명	LD50(mg/kg)	동물	어독성●
DDT	DDT	400	쥐	C
메톡시클로르	마레이트	1000	쥐	C
BHC	BHC	500~1000	쥐	−
헵타클로르	헤부타	40	쥐	C
디엘드린	디엘드린	40	쥐	C

● **어독성 시험** 잉어 등의 어류를 농약제제나 원액(원말)을 용해한 수조 안에서 사육하여 96시간 이내에 그 반수가 사망하는 농도(반수치사농도 TLm 또는 LC50으로 표시)를 검출하는 시험. 농약 등록을 위한 안전성 평가 항목으로 되어 있다. 잉어 외에 물벼룩을 이용하여 3시간 이내에 반수치사농도를 검출하는 방법도 있다. 그 결과를 농도가 높은 순서부터 A, B, B−s, C, D의 5단계로 분류한다.[**]

헵타클로르
heptachlor

디엘드린
dieldrin

** 우리나라에서는 I~III급으로 분류한다.

6-6
가정용 살충제의 정체

제충국(국화과의 여러해살이풀)의 꽃에 함유된 살충 성분인 피레트린 (pyrethrin)과 구조가 동일한 화합물군을 **피레트로이드**(pyrethroide)라 고 한다. 이 성분은 곤충 신경세포의 나트륨 통로에 작용하여 마비를 일으켜 죽게 한다.

유럽에서는 19세기부터 제충국을 살충제로 이용했다. 일본에는 1881년에 수입되었고 1885년에 모기향이 발명되면서 일반적으로 사 용되었다. 그 후 피레트린의 화학구조가 밝혀져 1950년에는 **알레트 린**(allethrin)이 합성되었다.

현재는 화학적으로 합성한 피레트로이드를 모기향이나 분무형 살 충제 같은 **가정용 살충제**의 주성분으로 널리 이용하고 있다. 인체에 피레트로이드가 흡수되면 메스꺼움, 구토, 설사, 귀울림, 과면증(過眠症)** 등의 급성 중독 증상이 일어날 수 있다. 심해지면 호흡 장애나 몸이 떨리는 증상이 나타난다. 경우에 따라서는 피부과민증, 기관지 천식, 비염, 결막염이 생기기도 한다.

피레트로이드는 제충국의 성분인 피레트린보다 **잔류성**이 높은 것이 특징이다. 실내에서 분무형 살충제를 사용할 경우 호흡을 통해 체내에 축적될 수 있고, 스프레이제나 훈연제가 식품이나 식기에 묻으면 입을 통해 흡수될 수도 있다. 특히 퍼메트린(permetrin)은 부착성과 잔류성이 높기 때문에 집 안에서 사용할 때는 각별히 주의해야 한다.

알레트린(allethrin) 〔분자량 302.41〕
- 환경호르몬, 어독성 B

모기향, 가정용 살충제, 전자모기향 등에 이용한다. 자외선이나 알칼리 용액에서 분해되는 성질이 있다.

사이퍼메트린(cypermethrin) 〔분자량 416.30〕
- 환경호르몬, 어독성 C

감귤류나 채소의 해충을 방제하는 데 사용한다. 산성에서는 안전

** **과면증** 지나치게 잠을 많이 자고 낮에도 심하게 졸리는 증상

피레트린
pyrethrin
R = CH₃ : 피레트린 I
R = COOCH₃ : 피레트린 II

알레트린
allethrin

사이퍼메트린
cypermethrin

성이 있지만 알칼리성에서 가수분해된다. 눈이나 피부를 자극하는
성질이 있다.

테트라메트린(tetramethrin) 〔분자량 391.28〕
– 어독성 B, 변이원성 · 기형유발성 · 발암성은 명확하게 밝혀지지
 않았다.

일본에서는 1968년에 농약으로 등록되었지만 독성이 강하다는 이유로 1979년 2월에 등록이 취소되었다. 과거에는 가정용 분무형 살충제나 의료용 방충제로 널리 사용되었다.

펜발러레이트(fenvalerate) 〔분자량 419.91〕
- 환경호르몬, 어독성 C

4종류의 광학이성질체**의 혼합물로, 피레트로이드계 농약 가운데 맨 처음 사용되었다. 어독성이 높기 때문에 하천 등으로 흘러 들어가지 않도록 해야 한다.

** **광학이성질체** 화학적 성질은 같으나 분자구조가 서로 좌우대칭인 이성질체

일본에서는 2002년 1월 중국산 푸른차조기에서 잔류 허용 기준을 넘는 펜발러레이트가 검출되어 출하가 중지된 사건이 있었다.

퍼메트린(permethrin) 〔분자량 391.28〕
– 환경호르몬, 발암성, 다이옥신 발생, 어독성 C

가정용 살충제, 가정용 훈연제, 원예용 살충제로 현재도 널리 사용하고 있는 농약이다. 퍼메트린은 사용 후 공기 중 농도는 급격히 감소하지만 실내의 분진 중에 고농도로 남아 벽지, 바닥재, 가구 등에 부착되는 비율이 높은 것으로 알려져 있다. 퍼메트린이 부착된 먼지를 들이마시거나 영유아가 벽, 바닥재, 가구를 입으로 빨면 중독 증상이 일어날 수 있다.

퍼메트린
permethrin

6-7
함부로 쓰면 안 되는
해충 기피제

제초제, 해충 기피제, 살균제 중에는 농약으로 등록되어 있지 않은 것이 많기 때문에 독성에 대해 특히 더 잘 알아두어야 한다.

디트(deet)(디에틸톨루아미드diethyltoluamide)
〔분자량 191.27〕

원래는 모기나 진드기로 인한 풍토병을 예방할 목적으로 미군이 개발하였다. 이라크전 귀환병 중에 기억력 감퇴, 두통, 피로감, 근육통, 호흡기 이상, 소화기 이상, 떨림, 피부 발진 등의 증상을 호소하는 사람이 수만 명을 넘어서자 그 원인으로 디트와 퍼메트린의 작용을 의심하게 되었다.

크림이나 스프레이 형태 등 다양한 종류의 해충 기피제가 나와 있는데 12세 이하의 어린이는 성인보다 약물 감수성이나 피부 흡수율이 높기 때문에 신중하게 사용해야 한다. 특히 생후 6개월 미만의 영유아에게는 절대 사용해서는 안 된다. 성인이라도 눈, 점막, 상처 부위에는 발라서는 안 된다.

H_3C — 벤젠고리 — $CON(C_2H_5)_2$

디트
deet

황산니코틴(nicotine sulfate) 〔분자량 422.54〕

담뱃잎에 함유된 니코틴을 황산염으로 만들어 살충 효과를 내게 한 것이다. 발매 당시에는 천연 원료로 만든 살충제를 사용했지만 지금은 주로 화학적으로 합성한 것을 사용한다. 식물에 대한 독성은 약하지만 곤충이나 포유동물에게는 강한 **신경독성**을 나타낸다.

유기주석계 농약

목재의 방부제나 살균제 등으로 사용한다. 과거에는 선박 바닥에 달라붙는 따개비류 등의 제거제로 쓰였다. 대수리** 등의 암컷에 수

** **대수리** 뿔소랏과의 연체동물

컷의 생식기가 생겨 불임이 되는 임포섹스(imposex) 현상을 유발하여 해양 생태계에 악영향을 끼침에 따라 현재는 사용을 금지하고 있다. 수산화트리시클로헥실주석, 산화트리부틸주석 등이 있다.

디티오카바메이트계 농약

농작물에 병해를 일으키는 곰팡이나 세균의 살균제로 사용한다. 지네브(zineb), 티우람(thiuram), 마네브(maneb) 등이 있다.

항생제

농작물의 병충해를 막기 위한 살균제로 사용한다. 항생제의 **내성균**이 발생하기도 한다. 카스가마이신(kasugamycin), 스트렙토마이신(streptomycin), 발리다마이신(validamycin) 등이 있다.

디페닐에테르계 농약

제초제로 사용하며 불순물로 다이옥신이 함유되는 경우가 있다. 클로메톡시닐(chlomethoxynil), 비페녹스(befenox), CNP(클로르니트로펜) 등이 있다.

트리아딘계 농약

주로 제초제로 사용한다. 아트라진(atrazine), 시아나진(cyanazine), 시마진(simazine) 등이 있다.

페녹시계 · 페놀계 농약

제초제로 사용한다. 염화페놀류를 원료로 사용하므로 불순물로 다이옥신이 함유되는 경우가 있다. MCT, 2, 4, 5-T 등이 있다.

브롬화메틸(methyl bromide)

토양을 소독하는 데 사용했으나 오존 파괴 물질로 지정되어 선진국을 중심으로 사용 금지 방안을 추진하고 있다.

표 22 ::: 농약 중독 증상과 특징

호흡 시 냄새	숨을 쉴 때 특유의 냄새가 난다. 알코올 냄새(시안류), 마늘 냄새(유기비소), 썩은 생선 냄새(황인), 썩은 달걀 냄새(유황제)
의식장애	유기인계, 유기염소계, 황산니코틴 중독 시 발생하기 쉽지만 섭취량이 많을 경우 대부분의 농약 중독에서 나타나는 증상이다.
티아노제	혈액 내 산소가 결핍되어 피부가 푸르게 변색하고 혈행장애, 호흡장애가 일어난다. 쇼크나 저혈압 등의 순환기계 장애로 나타나는 증상이다. 특수한 증상으로는 요소계 제초제 중독 시 나타나는 메트헤모글로빈혈증이 있다.
타액 분비 과다	침이 지나치게 많이 나온다. 유기인계, 카바메이트계, 황산니코틴 농약에 중독되면 나타난다.
호흡 곤란	유기인계, 카바메이트계 농약에 중독되면 폐쇄성호흡장애가 발생한다. 클로로피크린, 유기염소계, 브라스티사이딘-에스 등의 농약에 중독되면 폐수종이나 천식이 발생한다. 유기인계 농약이나 페놀계 제초제에 중독되면 폐수종이 발생하며, 파라코트에 중독되면 간질성 폐렴이나 폐선유증이 일어난다.
체온 상승	페놀계 제초제, 페녹시계 제초제 중독에서 나타나는 증상이다.
발한	페놀계 제초제, 페녹시계 제초제, 유기인, 카바메이트 중독에서 나타난다.
동공 축소	동공이 작아진다. 유기인, 카바메이트 중독에서 나타나는 특징적인 증상이다.
동공 산대	동공이 커진다. 브롬화메틸 중독에서 나타난다.
안통 · 눈물	클로로피크린, 브라스티사이딘-에스 중독에서 일어난다.
접촉성피부염	농약과 접촉한 피부에서 염증이 일어난다. 디티오카바메이트, 페놀계 제초제, 페녹시계 제초제 중독에서 일어난다.
수포, 미란	물집이나 짓무름 등이 생긴다. 브롬화메틸, 클로로피크린 중독에서 나타난다.
점막 궤양	파라코트, 브라스티사이딘-에스 중독에서 일어난다.
근육 연축	자극을 받은 근육이 오그라들었다가 이완된다. 유기인, 카바메이트, 유기염소, 페녹시계 제초제 중독에서 나타난다.
근육 경련	황산니코틴, 클로로피크린, 브롬화메틸, 유기비소 등의 중독에서 나타난다.

6-8
심각해져온 식품오염

농약이 농작물이나 토양, 하천 등에 남아 환경을 오염시키는 것도 문제지만 채소나 식육 등에 남아 식탁과 건강을 위협하는 것도 매우 심각한 문제다.

재배 과정에서 살포한 농약은 농작물 표면에만 부착되는 것이 아니라 일부는 농작물 내부로 침투한다. 잎, 줄기, 뿌리로 흡수된 농약이 농작물 안에 쌓이면 아무리 잘 씻어도 제거되지 않는다.

현미는 보통 배아 쪽에서 잔류 농약이 고농도로 검출되고 과일은 과육보다 껍질에서 농약의 잔류 농도가 더 높다. 농약까지 먹지 않으려면 도정을 하거나 깨끗이 씻고 과일은 껍질을 벗겨서 먹는 것이 효과적이다. 그러나 이미 먹는 부위까지 침투한 농약은 이런 방법으로는 제거할 수 없다.

수확 후 처리 농약, 미등록 농약

수확 후에 농작물의 품질을 유지하기 위해 다시 농약을 치는 경우가 있다. 이때 사용하는 농약을 **포스트하비스트**(post-harvest) **농약** 또는 **수확 후 처리 농약**이라고 한다. 농작물의 부패, 곰팡이 발생, 충해, 발아 등을 막고 관리나 운송의 편의를 위해 사용한다. 일본에서는 수확 후에 농약을 치는 것을 원칙적으로 금지하고 있다.

그러나 일부 수입 농산물에서는 사용 금지된 농약이나 **미등록 농약**, 수확 후 처리 농약 등이 검출되기도 한다.

최근 들어 말썽이 많은 중국산 채소에서는 잔류 허용 기준을 크게 웃도는 농약이 검출된 적이 있고 중국에서도 많은 중독 환자가 나오고 있다. 2002년에는 브로콜리와 부추에서 잔류 허용 기준을 넘는 양의 디클로르보스(DDVP), 클로르피리포스(chlorpyrifos), 펜발러레이트 (fenvalerate) 등이 검출되었다. 자국이나 수입국에 끼치는 엄청난 피해와 지구 전체에 끼치는 환경오염이 더 이상 확산되지 않도록 즉각적인 개선이 필요하다.

표 23 ::: 수확 후 처리 농약

종류	농약 명
수입 밀가루	페니트로티온(MEP), 말라티온
수입 감귤류	오르토페닐페놀(OPP), 티아벤다졸(TBZ), 디페닐

표 24 ::: 현미나 과일에 잔류하는 농약

종류	잔류 농약
현미	유기수은, BHC(린덴), BPMC(페노브카브), IBP(이프로벤포스), MIPC(아이소프로카브)
복숭아	CYAP(시아노포스), CYP(시아노펜포스), MPP(펜티온), TPN(클로로탈로닐), 베노밀(benomyl)
귤	BPPS(프로파르지트), 클로로페나미딘, 클로로벤질레이트, 디메토에이트, 다이홀탄, 테트라디폰, 베노밀
사과	켈센

6-9
논란이 되고 있는
유전자변형식품

    세계 인구는 현재 약 60억이다. 2050년이 되면 100억 명에 이를 것으로 예상된다. 한정된 생산량의 농산물로는 식량 위기를 피할 길이 없다. 그래서 개발된 것이 유전자변형농산물이다.

    유전자재조합기술은 본래 의약품 개발에서 비롯되었다. 어떤 특정 생물의 유전자를 대장균 등에 이식하고 이를 증식해서 유전자 정보를 발현시키는 기술이다. 인슐린이나 인터페론을 합성함으로써 실용화되었고, 그 기술을 농업과 식품 관련 제품에 응용하면서 유전자재조합식품이 등장하게 되었다.

    교배에 의한 품종개량으로 우수한 품종을 만들려면 많은 시간이 필요하다. 그러나 유전자재조합기술을 이용하면 원하는 품종을 단시간

그림 14 ::: 유전자재조합기술

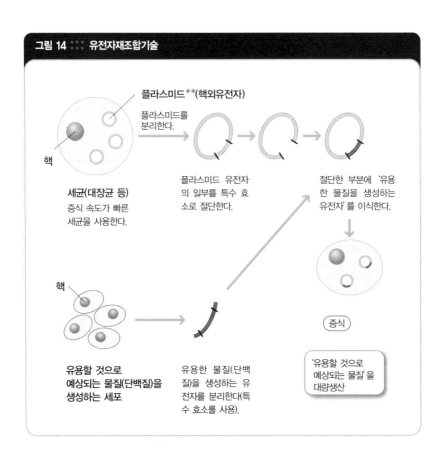

플라스미드**(핵외유전자)

플라스미드를
분리한다.

핵

세균(대장균 등)
증식 속도가 빠른
세균을 사용한다.

플라스미드 유전자
의 일부를 특수 효
소로 절단한다.

절단한 부분에 '유용
한 물질을 생성하는
유전자'를 이식한다.

핵

**유용할 것으로
예상되는 물질(단백질)을
생성하는 세포**

유용한 물질(단백
질)을 생성하는 유
전자를 분리한다(특
수 효소를 사용).

증식

'유용할 것으로
예상되는 물질'을
대량생산

표 25 ::: 유전자재조합을 이용한 식품

유전자재조합	농산물	식품 예
제초제 내성	대두	식용유, 두부, 간장, 사료 등
	유채 씨	식용유, 비료 등
	옥수수	사료, 옥수수녹말 등
	면화	식용유
살충성	감자	감자튀김 등
	옥수수	사료, 옥수수녹말 등
	면화	식용유

에 만들 수 있다. 그러나 이 신기술로 탄생한 유전자변형농산물과 이를 주요 원재료로 사용하여 제조·가공한 유전자재조합식품이 과연 식품으로서 안전한지, 환경에도 영향을 미치지 않는지는 아직 검증되지 않았다. 그 때문에 소비자들 사이에 불안이 확산되고 있다.

유전자변형농산물의 가장 큰 장점은 생산 비용과 농약 사용량을 줄일 수 있는 것이다. 제초제에 견디는 유전자나 해충을 죽일 만큼 독성이 강한 유전자를 이식하면 제초제나 해충에 강한 농산물을 만들어낼 수 있기 때문이다.

일본에서 유전자재조합을 허가한 농산물은 대두, 유채 씨, 옥수수, 면화, 감자, 토마토, 사탕무의 7가지이며 그것을 가공한 29개 품목을 승인하고 있다. ** 모두 수입 농산물이다.

유전자재조합식품이 논란의 대상이 되는 이유는 무엇일까? 재조합한 유전자와 재조합 과정에 사용한 재료가 인간이나 동식물, 환경에 어떠한 영향을 미칠지 아직 불명확한 점이 많기 때문이다. 유전자변형농산물의 꽃가루를 옮기던 벌들이 수명이 짧아지고 학습장애가 나타났다는 보고도 있다. 해충뿐 아니라 인간에게 이로운 익충마저 죽게 만드는 등 생태계에 미치는 악영향이 드러나고 있는 것이다.

'혹시 인간에게까지 나쁜 영향이 미치지는 않을까?', '유전자재조

***플라스미드** 세균의 세포 내에 염색체와는 별개로 존재하면서 독자적으로 증식할 수 있는 DNA

** 2008년 12월 현재 우리나라에서 안전성 심사를 거쳐 승인한 유전자재조합식품은 7개 농산물(콩, 옥수수, 면화, 카놀라, 알팔파, 사탕무, 감자) 54품목이다

합기술로 만들어진 단백질이 알레르기를 일으키면 어쩌나?' 등 이와

같은 새로운 의문들이 늘어만 가고 있다.

표 26 ::: 유전자재조합식품을 구별하는 법

❶ 제품을 구매할 때 제품의 주표시면 또는 뒷면의 원재료 명에서 유전자 재조합 표시 여부
를 확인한다.

❷ '유기농'으로 표시된 것을 고른다. 국내 및 국제적으로도 유기농 제품에는 유전자변형농
산물을 원료로 사용하지 못하도록 규정되어 있다.

❸ 유전자 재조합을 허가하지 않은 농산물로 만든 식품을 고른다. 예를 들어 콩기름이나 옥
수수기름 대신 올리브유나 참기름을 선택한다.

다음 세대를 위해 우리가 해야 할 일

일본에서 다이옥신 문제가 가장 심각했던 것은 30년 전이다. 고도 성장기였던 1960~1980년대에는 세계 곳곳에서 많은 환경오염 사건들이 발생했다. 유해화학물질의 폐해가 이때부터 시작된 셈이다. 당시 태아였던 아이들이 지금은 다음 세대를 양육하는 부모가 되었다.

유해성이 판명된 화학물질은 사용이나 제조가 중지됐으나 환경오염 문제를 일으킨 화학물질 중에 **생분해도**가 낮은 것은 아직도 환경에 남아 있다. 게다가 안전성이 검증되지 않은 화학물질들이 잇따라 개발되고 있다. 화학물질의 폐해는 과거에 비해 결코 줄지 않고 있는 셈이다.

세대 전달 독성 역시 나날이 심각함을 더해가고 있다. 지금의 부모 세대는 태어날 때부터 세대 전달 독성에 의한 장애 소인을 가지고 있는 데다 여전히 화학물질로 둘러싸인 환경에서 생활하고 있다. 이런 상태

라면 다음 세대에 더 많은 화학물질의 영향을 대물림할 수밖에 없다.

지금 사회문제가 되고 있는 저출산 현상은 사회제도나 여성의 늦은 결혼 등이 원인이라고 하지만 불임 증가도 간과할 수 없는 원인 중 하나다. 불임 증가에는 세대 전달 독성이 큰 영향을 미치는 것으로 보인다.

요즘은 젊은이들에게서 정자의 이상이나 정자 수, 난자 수의 감소 현상이 나타나고 있다. 정자의 운동이나 난자의 상태가 정상이 아니면 '올 오어 논의 법칙'에 따라 임신이 어려울 수 있다. 또한 세대 전달 독성과 관련된 부인병이 불임으로 이어지기도 한다.

지금의 우리 아이들은 태어나기 전부터 엄마 몸속에서 유해화학물질에 노출되어 왔고 태어난 후에도 화학물질 속에서 생활하고 있다. 이미 몸속에 화학물질이 쌓여 있는 상태에서 또다시 생활 속에서 화학물질을 계속 쌓아가고 있는 것이다. 이 아이들이 자라 어른이 되면 그

들과 마찬가지로 유해화학물질의 영향을 받은 아기가 태어난다. 이처럼 세대 전달 독성이 악순환되는 것이다.

우리의 미래를 짊어진 아이들이 무럭무럭 자라나고 내 가족이 건강하게 생활하려면 유해화학물질에 대해 정확히 알고 있어야 한다. 세대 전달 독성이 일으키는 문제를 해결하고 대책을 마련하는 것은 비단 엄마들만의 몫이 아니다. 화학물질의 영향을 받기 쉬운 여성과 어린이를 보호하는 것은 사회 전체가 나서야 할 일이다. 유해한 화학물질을 일상생활에서 되도록 멀리하고 신체에 접촉하거나 흡수하지 않도록 노력해야 한다.

세대 전달 독성은 모든 사람이 그 심각성을 깨닫고 진지하게 고민하고 이를 통해 구체적인 방안을 마련하여 대처해야 할 문제다. 다음 세대와 미래를 건강하게 지키기 위해 반드시 해결해야 하는 과제이기 때문이다.

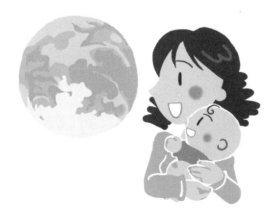

다음 세대와 미래를 위해 유해 화학물질을 멀리하여 지구의 환경오염을 막자

표 27 ::: 화학물질이 유발하는 건강 장애 및 환경오염

종류		목적	건강장애 · 환경오염
인공 화학 물질	농약 · 화학비료	인구 증가에 따른 수확량 증가와 원활한 식재료 공급	• 생태계 파괴 • 토양 오염 · 식품 오염
	플라스틱 · 프레온 가스 · PCB 등	일상생활의 편리성	• 생태계 파괴 • 오존층 파괴 • 환경호르몬
	유해 폐기물	제조 공정 · 일반폐기물 · 산업폐기물	• 생태계 파괴 • 지하수 오염 · 음료수 오염 · 토양 오염
의약품	항생제	동식물의 감염증 치료 · 예방	• 다제내성균**의 출현 • 원내 감염
	호르몬제	내분비질환의 치료	• 발암성 • 세대 전달 독성
	유전자 변형	난치병 치료, 농작물의 품종개량	• 생태계 파괴 • 생명 윤리에 관한 문제
식품	가공식품	일상생활의 편리성, 생활방식의 변화	• 식품첨가물에 의한 건강 장애 • 생활습관병(고혈압, 고지혈증, 당뇨병, 심질환 등)의 발병

** **다제내성균** 복수의 항생제에 내성을 가진 균

우리 아이들의 건강한 미래를 위해
독성의 대물림을 끊어야 한다

재작년 이맘때쯤 새로 지은 아파트로 이사를 했다. 아토피가 심한 큰아이가 이제 겨우 좋아질 만할 때 새집으로 옮기게 된 거라 걱정부터 앞섰다. 이사 가기 며칠 전부터 여러 차례 난방과 환기를 하며 새집증후군을 없애려고 노력을 했다. 집안 곳곳에 숯도 놓아두고 바닥이며 벽까지 쓸고 닦아 일 년치 청소를 한꺼번에 했다. 그런데 이사 온 지 며칠 만에 새집증후군의 위력을 실감할 만한 일이 벌어졌다. 이사 오기 전에 키우던 새싹 채소가 새집에 온 지 얼마 안 돼 모두 시들어버린 것이다. 제대로 물 한 번 갈아주지 않았어도 쑥쑥 잘만 자라던 녀석들이 자꾸 비실거리더니 결국 이사 온 지 이틀 만에 누가 꺾어 놓은 듯 옆으로 다 누워버렸다. 지금도 그 모습을 떠올리면 오싹해진다. 식물이 생명력을 잃을 만큼 오염된 공기 속에서 내 가족이 숨 쉬며 살

았기 때문이다. 그보다 더 무서운 것은 그런 일조차 없었다면 가족들의 건강에 문제가 생기고 나서야 뒤늦게 새집증후군의 위험을 깨달았을 것이라는 사실이다.

유해 화학물질은 생활공간 곳곳에 존재한다. 그보다 더 가까운 곳, 이미 내 몸속이나 피부에 있을지도 모른다. 신문이나 방송에 오르내리는 사건이 아니더라도 먹고 자고 입는 모든 것들이 유해 화학물질로부터 자유롭지 못하다. 요즘에는 무농약 농산물이나 무독성 제품들이 많은데, 이를 반대로 생각하면 그만큼 농약을 쓴 농산물이나 독성이 있는 제품들이 많다는 뜻이 된다. 현대사회가 화학물질의 혜택을 부정할 수 없다면 피하는 것만이 능사는 아니다. 또 이미 피할 수도 없는 상황이라면 적극 맞서는 것도 방법이다. 무엇보다 저자의 조언

대로 사회 전체가 유해 화학물질을 만들지 않고 사용하지 않으려고 애써야 한다.

요즘은 물건 하나를 고를 때도 살펴봐야 할 게 참 많다. 유통기한 은 기본이고 성분까지 꼼꼼히 따져봐야 한다. 그렇게 고른 물건을 사 용할 때도 조심해야 한다. 너무 자주 또는 많이 쓰는 건 아닌지, 다른 것과 함께 쓰면 위험하지 않을지 생각하며 써야 한다. 그렇게 다 쓰 고 난 물건을 버릴 때도 함부로 버리면 안 된다. 일반 쓰레기로 내놓 아도 되는지, 배수구로 흘려버리면 안 되는지 끝까지 잘 살펴서 버려 야 한다. 환경오염에서만큼은 가해자가 언제 피해자가 될지 모르기 때문이다.

이 책은 매우 넓고 다양한 범위에서 우리의 의식주를 이루는 생활용품에 어떤 유해 화학물질이 있고, 그것이 우리 몸에 어떤 작용을 하는지 구체적으로 알려준다. 화학물질의 이름들은 읽기에 어렵지만 그렇다고 따질 것을 따지지 않는 것은 어리석다고 본다. 언젠가는 그 해가 고스란히 나와 내 가족에게 돌아오기 때문이다.

저자는 특히 독성이 있는 화학물질이 세대를 이어 대물림되는 '세대 전달 독성'의 위험을 경고하고 있다. 물건을 사고 쓰고 버릴 때마다 이 책이 주는 다양하고 친절한 지식과 정보를 찾아 유해 물질이 없는지 확인하는 노력이 필요하다. 시들어버린 새싹 채소의 모습이 훗날 내 아이들의 모습이 되지 않도록, 독성의 대물림을 우리 세대에서 끊기 위한 최소한의 노력이 필요한 때이다.

윤 혜 림

참고문헌

1. 第5版 実化学講座〈30〉化学物質の安全管理, 日本化学会編, 丸善, 2005.

2. Anthony T. Tu, 中毒学概論-毒の科学, じほう, 2001.

3. 横川洋子, くらしの化学—化学物質の光と陰, 学文社, 2001.

4. The Merck Index 13th Edition, Merck & Co. Inc., 2001.

5. 環境・健康科学辞典, 日本薬学会編, 丸善, 2005.

6. 植村振作・河村宏・辻万千子・富田重行・前田静夫, 農薬毒性の事典(改訂版), 三省堂, 2002.

7. R.R.Raje・P.D.Wong, 薬物による予期せぬ作用, じほう, 2003.

8. 佐藤哲男・仮家公夫・北田光一, 医薬品トキシコロジー(改訂第3版), 南江堂, 2006.

9. Robert L. Bronaugh・Howard I. Maibach, Percutaneous Absorption, Marcel Dekker, Inc., 1999.

10. 宮地良樹・長沼雅子 編著, 化粧品・外用薬研究者のための皮膚科学, 文光堂, 2005.

11. 大衆薬事典(第10版):日本大衆薬情報研究会編, じほう, 2006.

12. 中原保裕, 処方がわかる医療薬理学, 学研マーケティング, 2006.

13. 稲津教久, 医薬品の安全性, 帝京平成短大紀要, 12, pp. 49–67, 2002.

14. ———, 環境中に存在する化学物質, 帝京平成短大紀要, 13, pp. 61–67, 2003.

15. ———, 環境中に存在する化学物質Ⅱ, 帝京平成短大紀要, 14, pp. 47–51, 2004.

16. ———, 環境中に存在する化学物質Ⅲ, 帝京平成短大紀要, 15, pp. 27–36, 2005.

17. ———, 環境中に存在する化学物質Ⅳ, 帝京平成短大紀要, 16, pp. 1–8, 2006.

18. ———, 環境中に存在する化学物質Ⅴ, 帝京平成短大紀要, 17, pp. 1–8, 2007.

19. ———, 経皮毒からの警告, 宝島社, 2006.

20. 池川明, 女性を悩ませる経皮毒, 日東書院本社, 2006.

21. 稲津教久・池川明, 図解経皮毒デトックス, 日東書院本社, 2006.

22. 美浦義明, 化学汚染と人間の歴史, 築地書館, 1999.

23. 船山信次, 図解雑学 毒の科学, ナツメ社, 2006.

24. 真弓定夫・稲津教久, もっと知りたい経皮毒, 日本文芸社, 2007.

옮긴이 _ **윤혜림**

서울대학교 건축학과를 졸업했다. 일본 교토대학에서 건축학 전공으로 공학석사 학위를 받고, 동 대학에서 건축환경공학 전공으로 공학박사 학위를 받았다. 한국표준과학연구원에서 일했고, 지금까지 전공과 관련하여 5권의 책을 내고 7권의 책을 옮겼다.

최근에 『부모가 높여주는 내 아이 면역력』, 『근육 만들기』, 『생활 속 면역 강화법』, 『혈압을 낮추는 밥상』, 『면역력을 높이는 생활』, 『콜레스테롤을 낮추는 밥상』, 『간을 살리는 밥상』, 『나를 살리는 피, 늙게 하는 피, 위험한 피』, 『마음을 즐겁게 하는 뇌』, 『내 몸 안의 숨겨진 비밀, 해부학』, 『세계적인 면역학자, 아보 도오루의 면역력을 높이는 밥상』을 비롯한 건강서와 자기계발서 『잠자기 전 5분』, 『코핑』, 자녀교육서 『엄마의 자격』 등을 번역했다.

좋은 책의 첫 번째 독자로서 누리는 기쁨에 감사하며, 번역을 통해 서로 다른 글을 잇는 다리를 놓아 저자의 지식과 마음을 독자에게 충실히 전달하려 한다.

내 아이에게 대물림되는 엄마의 독성

개정판 1쇄 인쇄 | 2019년 2월 1일
개정판 1쇄 발행 | 2019년 2월 8일

지은이 　 | 이나즈 노리히사
옮긴이 　 | 윤혜림
펴낸이 　 | 강효림

편집 　　 | 이남훈·지태진
디자인 　 | 채지연
마케팅 　 | 김용우

종이 　　 | 화인페이퍼
인쇄 　　 | 한영문화사

펴낸곳 　 | 도서출판 전나무숲 檜林
출판등록 | 1994년 7월 15일·제10−1008호
주소 　　 | 03961 서울시 마포구 방울내로 75, 2층
전화 　　 | 02−322−7128
팩스 　　 | 02−325−0944
홈페이지 | www.firforest.co.kr
이메일 　 | forest@firforest.co.kr

ISBN | 979−11−88544−27−1 (13510)

인간의 건강한 삶과 문화를 한권의 책에 담는다

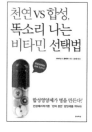

천연 VS 합성, 똑소리 나는 비타민 선택법

'천연'의 탈을 쓴 합성영양제의 추악한 진실을 알린다. 생체이용률이 높고 건강 증진 효과가 뛰어난 영양소는 천연영양소이고, 합성영양제는 우리 몸에 독소로 작용한다는 사실을 연구 결과를 통해 보여준다. 또 진짜 천연제품은 어떻게 구별되는지, 영양제는 얼마나 섭취해야 하는지 등 소비자의 확실한 판단 기준을 제시한다.

브라이언 R. 클레멘트 지음 | 김소정 옮김 | 220쪽 | 값 12,000원

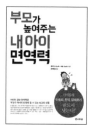

부모가 높여주는 내 아이 면역력

아이들의 평생 건강을 좌우하는 것은 어린 시절의 면역력이다. 면역력을 15세 이전까지 계속해서 키울 수 있다는 근거에서 부모의 역할을 제시한다. 영유아, 성장기 어린이의 일상에서 면역력을 강화시켜 알레르기 질환을 극복할 수 있는 식사 · 수면 · 운동 등의 생활방법을 제안한다.

후쿠다 미노루 · 이토 야스오 지음 | 윤혜림 옮김 | 240쪽 | 값 12,000원

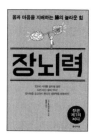

몸과 마음을 지배하는 腸의 놀라운 힘, 장뇌력

몸속 기관 중에 뇌가 으뜸인 것처럼 보이지만, 생물은 먼저 장에서 진화했으며 뇌는 훨씬 뒤에 생겨났다. 즉 장은 뇌보다 훨씬 오래된 생명의 근원이다. 저자는 우리가 먹고 마신 음식과 공기가 어떻게 '몸'과 '마음'이 되는지 그 작용 원리와 장에 숨겨진 놀라운 힘을 이 책에 담았다. 그러므로 장뇌력을 연마하면 몸은 물론 마음과 영혼까지 조화를 이뤄 진정한 건강을 누릴 수 있다.

나가누마 타카노리 지음 | 배영진 옮김 | 216쪽 | 값 13,000원

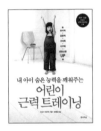

내 아이 숨은 능력을 깨워주는 어린이 근력 트레이닝

튼튼하고 똑똑한 아이로 키우는 하루 10분 어린이 근력 트레이닝. 신체운동과학자이자 근육생리학자인 저자가 아이들에게 '근력을 키우는 트레이닝'이 필요하다는 것과 근력을 키우면 뼈 성장이 촉진되고 운동신경과 지구력이 향상될 뿐만 아니라 두뇌 활동이 활발해져 창의력, 집중력, 기억력 등이 향상된다는 점을 과학 이론과 다양한 통계를 들어 설명한다.

이시이 나오카타 지음 | 윤혜림 옮김 | 196쪽 | 값 14,000원

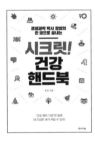

경영과학 박사 장영의 한 권으로 끝내는 시크릿! 건강 핸드북

아는 만큼 건강이 보인다! 건강은 우리 몸의 핵심 원리만 알면 스스로 지킬 수 있다. 타고난 '약골'이었던 저자가 20여 년간 해온 건강(의학) 공부를 체계적으로 정리한 건강의 핵심 원리들이다. 총 10강의 주제로 몸 전체를 아우르는 각 장기와 건강의 영역을 하나의 맥락으로 꿰고 있어 건강의 원리를 이해하기 쉽게 풀어준다.

장영 지음 | 260쪽 | 13,000원

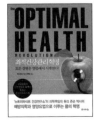

최적건강관리 혁명 The Optimal Health Revolution

모든 질병은 염증에서 시작된다! '뉴트리라이트 건강연구소'의 의학 책임자 듀크 존슨 박사의 '만성질환에 걸릴 확률을 낮추면서 최적건강을 성취하는 방법'. 대표적 만성질환인 심장질환 · 암 · 비만 · 당뇨병의 원인과 예방법(식사요법, 영양요법)을 상세히 다룸으로써 최적건강의 길을 알려준다.

듀크 존슨 지음 | 안현순 옮김 | 444쪽 | 값 17,000원

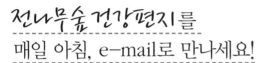

전나무숲 건강편지를
매일 아침, e-mail로 만나세요!

전나무숲 건강편지는 매일 아침 유익한 건강 정보를 담아 회원들의 이메일로
배달됩니다. 매일 아침 30초 투자로 하루의 건강 비타민을 톡톡히 챙기세요.
도서출판 전나무숲의 네이버 블로그에는 전나무숲 건강편지 전편이 차곡차곡
정리되어 있어 언제든 필요한 내용을 찾아볼 수 있습니다.

http://blog.naver.com/firforest

 '전나무숲 건강편지'를 메일로 받는 방법 forest@firforest.co.kr로 이름과 이메일 주소를 보내주세요.
다음 날부터 매일 아침 건강편지가 배달됩니다.

유익한 건강 정보,
이젠 쉽고 재미있게 읽으세요!

도서출판 전나무숲의 티스토리에서는 스토리텔링 방식으로 건강 정보를
제공합니다. 누구나 쉽고 재미있게 읽을 수 있도록 구성해, 읽다 보면 자연스럽게
소중한 건강 정보를 얻을 수 있습니다.

http://firforest.tistory.com

📱 스마트폰으로 전나무숲을 만나는 방법

네이버 블로그   다음 블로그